Klaus Bernhardt

Depression und Burnout loswerden

KLAUS BERNHARDT

DEPRESSION UND BURNOUT LOSWERDEN

Wie seelische Tiefs
wirklich entstehen,
und was Sie dagegen tun können

ARISTON

Haftungsausschluss

Die Ratschläge im Buch sind sorgfältig erwogen und geprüft.
Sie bieten jedoch keinen Ersatz für kompetenten medizinischen Rat.
Alle Angaben in diesem Buch erfolgen daher ohne jegliche Gewährleistung oder Garantie seitens des Autors und des Verlags.
Eine Haftung des Autors bzw. des Verlags und seiner Beauftragten für Personen-, Sach- und Vermögensschäden ist ausgeschlossen.

Sollte diese Publikation Links auf Webseiten Dritter enthalten, so übernehmen wir für deren Inhalte keine Haftung, da wir uns diese nicht zu eigen machen, sondern lediglich auf deren Stand zum Zeitpunkt der Erstveröffentlichung verweisen.

Bibliografische Information der Deutschen Bibliothek

Die Deutsche Bibliothek verzeichnet diese Publikation in der Deutschen Nationalbibliografie; detaillierte bibliografische Daten sind im Internet unter www.dnb.de abrufbar.

MIX
Papier aus verantwortungsvollen Quellen
FSC® C083411

Verlagsgruppe Random House FSC® N001967

Redaktion: Julia Sailer
Umschlaggestaltung und Motiv: Hauptmann & Kompanie Werbeagentur, München – Zürich
Satz: Satzwerk Huber, Germering
Druck und Bindung: CPI books GmbH, Leck
Printed in Germany
ISBN: 978-3-424-20205-2

Inhalt

Kapitel 3

Kapitel 4

Kapitel 5

Vorwort

Wer unter einer Depression oder Burnout leidet, fühlt sich einsam, kraftlos und leer. Eine tiefe, scheinbar grundlose Traurigkeit, gepaart mit dem Gefühl, nichts und niemandem mehr gerecht zu werden, frisst einen von innen heraus auf. Doch nicht nur für die Betroffenen ist der Leidensdruck enorm. Auch Partner, Eltern, Kinder, Freunde und Kollegen leiden. Denn bislang konnten sie meist nur hilflos dabei zusehen, wie ein geliebter und geschätzter Mensch sich mehr und mehr verändert, jegliche Lebensfreude verliert und sich immer weiter verschließt. Dieses Buch richtet sich deshalb nicht nur an Betroffene, sondern auch an alle, die dabei helfen wollen, einen geliebten Menschen wieder zurück ins Leben zu holen. Denn auch wenn es sich gerade nicht so anfühlt: Sie können mehr tun, als Sie denken!

Falls Sie selbst schon länger unter einer Depression leiden, haben Sie womöglich bereits eine Menge versucht, ohne dass sich eine echte Besserung eingestellt hätte. Im schlimmsten Fall hat man Ihnen erzählt, dass die Erkrankung immer wiederkehrt, wenn man sie einmal bekommen hat. Doch ich kann Ihnen versichern: Dem ist nicht so. Ich litt als junger Mann selbst unter einer schweren Depression. Zudem hatte ich im Alter von 41 Jahren mit einem ausgewachsenen Burnout-Syndrom zu kämpfen. Doch schon damals ahnte ich, dass vieles von dem, was bemühte Ärzte mir als Therapie empfahlen, zumindest für mich nicht das Richtige sein konnte. So suchte und fand ich beide Male intuitiv meinen eigenen Weg hinaus aus dem seelischen Tief und hinein in ein leichtes, besseres Leben. Inzwischen weiß ich durch meine langjährige Arbeit als Therapeut, dass sowohl bei Depressionen als auch bei Burnout erschreckend oft mit den falschen Werkzeugen an den falschen Baustellen gearbeitet wird. Anstatt die wahren Ursachen zu ergründen und zu behandeln, werden immer häufiger nur Symptome bekämpft, wodurch eine echte Heilung ausbleibt.

Doch es gibt auch unzählige Menschen, die es geschafft haben, ihren Weg hinaus aus Depression und Burnout zu finden. Wie genau das im Einzelnen möglich war, habe ich in diesem Buch anhand vieler Beispiele zusammengetragen. So kann zum Beispiel bereits der Wechsel eines einzigen Medikaments oder der Verzicht auf bestimmte Lebensmittel dazu führen, dass eine Depression binnen weniger Wochen vollständig verschwindet. Häufig gibt es allerdings nicht nur einen Grund, der für das Auftreten eines seelischen Tiefs verantwortlich ist, sondern vielmehr eine ganze Reihe kleinerer Auslöser, die sich gegenseitig verstärken. Da diese einzeln betrachtet harmlos erscheinen, werden sie während einer Therapie häufig übersehen. Doch in Kombination können sie dazu führen, dass selbst starke und fröhliche Menschen binnen weniger Wochen nur noch ein Schatten ihrer selbst sind. Ob solche multifaktoriellen Auslöser auch bei Ihnen infrage kommen und wie man in diesem Fall am besten vorgeht, erfahren Sie anhand einfacher Tests und vieler Fallbeispiele.

In diesem Buch steht die Hilfe zur Selbsthilfe im Vordergrund, wobei mir durchaus bewusst ist, dass selbst kleine Schritte für Betroffene eine enorme Anstrengung bedeuten können. Mein Ziel war es deshalb, möglichst klare und einfache Handlungsanweisungen zu geben, mit denen sich schnell eine deutliche Verringerung aller depressiven Symptome erreichen lässt. Ob Ihnen dies aus eigener Kraft gelingt oder ob Sie dafür anfangs etwas Unterstützung von Ihren Angehörigen benötigen, hängt natürlich stark davon ab, wie lange Sie schon im seelischen Tief gefangen sind. So oder so, das hier zusammengetragene Wissen kann dafür sorgen, dass Sie endlich die wahren Ursachen von Depression und Burnout ausfindig machen und entsprechend damit umgehen lernen. Dabei sind es selten die großen, sondern vor allem die vielen kleinen Schritte, die Ihnen in Summe wieder ein Leben ermöglichen, das von Leichtigkeit und Freude geprägt ist. Und genau das wünsche ich Ihnen von ganzem Herzen.

Ihr

Klaus Bernhardt

Kapitel 1
Mythen und Fakten über Depression und Burnout

*Depression ist **nicht** die Ursache für Traurigkeit und Verzweiflung. Es ist nur ein Name, eine Bezeichnung, unter der wir eine Gruppe von Patienten mit ähnlichen Symptomen zusammengefasst haben, um alle mit denselben Medikamenten behandeln zu können.*
Du hast Depressionen, also nimm Antidepressiva – Fall abgeschlossen, der Nächste bitte.
Dr. Mark Hyman

Dieses Zitat des amerikanischen Arztes und Bestsellerautors Dr. Mark Hyman beschreibt sehr treffend, warum eine der gängigsten Behandlungsmethoden von Depressionen häufig nicht den gewünschten Effekt zeigt. Und als wäre das nicht schon schlimm genug, wird dieselbe Medikamentengruppe auch noch gegen Burnout, Angst-, Ess- und Schlafstörungen, chronische Schmerzen, Bandscheibenvorfälle, stressbedingte Blasenschwäche, vorzeitigen Samenerguss sowie etliche weitere psychische und körperliche Probleme verschrieben.

So reizvoll der Gedanke auch sein mag, durch die Manipulation einiger Neurotransmitter im Gehirn gleich Dutzende von Krankheiten behandeln zu können, so weltfremd ist er gleichzeitig. Denn nur selten lässt sich eine der genannten Krankheiten auf jeweils nur einen einzigen Auslöser reduzieren. Vielmehr haben wir es mit psychischen und körperlichen Reaktionen auf unterschiedlichste Mangelerscheinungen und Stresssituationen zu tun. Neben Psychotherapie und der Veränderung belastender Lebensumstände gibt es noch viele weitere Möglichkeiten, die ebenfalls hilfreich und wichtig sein können. So nutzen die einen bestimmte Mentaltechniken, um aus der Spirale des negativen Grübelns auszusteigen, während anderen schon mehr Bewegung und Sonnenlicht reicht, um wieder ins Lot zu kommen. Zudem gibt es erstaunlich viele Menschen, die auf Medikamente oder bestimmte Lebensmittel paradox reagieren. Selbst ein Mangel oder ein Überschuss an bestimmten Spurenelementen kann zu Depressionen, Ängsten und Burnout führen. Das Gleiche gilt für unerkannte Entzündungen im Körper sowie einen gestörten Zellstoffwechsel infolge eines Halswirbelsäulentraumas. Wer all diese unterschiedlichen Auslöser einfach nur mit ein paar Pillen behandeln möchte, der ignoriert häufig nicht nur die eigentlichen Ursachen der Erkrankung, er provoziert sogar das Auftauchen weiterer, teils schwerwiegender Probleme.

Egal ob es um Antidepressiva, Betablocker, Beruhigungsmittel, Tabletten gegen Übelkeit oder irgendein anderes Medikament geht, viel zu häufig werden nur die Symptome behandelt, während die eigentlichen Ursachen unerkannt bleiben. So wie es herzlich wenig hilft, bei einem Wohnungsbrand lediglich das nervige Piepsen des Rauchmelders auszuschalten, während die Wohnung weiter abbrennt, verhält es sich auch hier. Erst wer erkennt, wann es sich nur um Symptome handelt (Rauchmelder) und wo die wahren Ursachen von Depression oder Burnout liegen (Wohnungsbrand), kann verhindern, dass seelische Probleme immer wieder auflodern.

Dafür ist es unter Umständen nötig, den ein oder anderen gut gemeinten Rat mit etwas Skepsis zu betrachten. Immerhin kam es in der Geschichte der Medizin schon des Öfteren vor, dass scheinbar bewährte Verfahrensweisen sich später als falsch und sogar schädlich herausgestellt haben. So beginnt das Problem bereits bei der Unterscheidung von Burnout und Depression. Selbst Experten sind sich manchmal nicht einig, wann man vom einen und wann vom anderen spricht. Typische Burnout-Symptome sind zum Beispiel: Niedergeschlagenheit, Interessenverlust, mangelnde Konzentration und Antriebslosigkeit. Doch genau dieselben Symptome finden sich auch bei depressiven Menschen. Ist Burnout also nur ein »schickerer« Name für eine Depression, wie viele behaupten? Keineswegs, weswegen ich auch nur dringend davon abraten kann, beide gleich zu behandeln.

1.1 Die psychischen Auslöser von Burnout und Depression sind grundverschieden

In unserer Praxis begegnen mir vor allem zwei Typen von Menschen: Die einen erkranken mehr oder weniger direkt an einer Depression, während die anderen erst über den Umweg eines Burnout-Syndroms in die Depression abrutschen. Dieser kleine, aber feine Unterschied scheint manchen Ärzten nicht weiter wichtig zu sein, denn schließlich hat es sich ja eingebürgert, in beiden Fällen dieselben Psychopharmaka zu verordnen. Für mich ist dieser Unterschied jedoch einer der wichtigsten Schlüssel zur schnellen Genesung. Vor allem, wenn das seelische Tief vorrangig durch psychische Auslöser – also eine bestimmte Art des Denkens – verursacht wurde, sollten Menschen mit Burnout völlig anders behandelt werden als Menschen mit Depression. Wobei erschwerend hinzukommt, dass viele Depressive anfangs gar nicht realisieren, dass sie zuvor ein Burnout-Syndrom hatten. Dies wird oft erst durch gezielte Fragen während einer Therapie klar, auf die ich später noch ausführlich eingehen werde.

Zweckpessimist oder Perfektionist?

Jemand, der direkt an einer Depression erkrankt (die nicht durch Medikamente ausgelöst wurde), denkt in der Regel völlig anders als jemand, der zuerst im Burnout landet. Der Erste neigt mehr zum Zweckpessimismus, während der Zweite eher perfektionistisch veranlagt ist. Sollten Sie beide Eigenschaften in sich vereinen, so können Sie im folgenden kleinen Test herausfinden, wohin Sie mehr tendieren. Und selbst wenn Zweckpessimismus und Perfektionismus sich bei Ihnen perfekt die Waage halten, ist das nicht weiter tragisch. In diesem Fall können Sie nämlich gleich doppelt von diesem Buch profitieren, da sowohl die Techniken gegen Depression als auch gegen Burnout für Sie geeignet sind.

Und so können Sie herausfinden, ob Sie eher zu Zweckpessimismus oder zu Perfektionismus neigen. Beantworten Sie bitte folgende vier Fragen mit JA oder NEIN:

- Hatten Sie bereits ein oder sogar mehrere traumatische Erlebnisse, die Ihnen nachhaltig zu schaffen machen?

- Neigen Sie auf Grund Ihrer Erziehung und Ihrer bisherigen Lebenserfahrung dazu, übervorsichtig und kritisch zu sein?

- Pflegen Sie ein »gesundes« Misstrauen dem Staat, Behörden, Medizinern, Medien, Konzernen oder auch bestimmten Gesellschaftsschichten gegenüber?

- Sind Sie ständig wachsam und darauf vorbereitet, »mal wieder« enttäuscht zu werden?

Falls Sie mindestens drei dieser Fragen mit JA beantwortet haben, sind Sie tendenziell eher ein Zweckpessimist, und daran ist erst mal auch nichts verkehrt. Ihre bisher gemachten Erfahrungen haben Sie geprägt, und somit ist absolut nachvollziehbar, dass es Ihnen manchmal schwerfällt, positiv in die Zukunft zu blicken.

Doch Vorsicht: So gerechtfertigt Ihr Zweckpessimismus in einer bestimmten Lebensphase auch gewesen sein mag, je länger Sie daran festhalten, umso höher ist der Preis, den Sie dafür zahlen müssen.

Denn auch wenn Sie sich das nur schwer vorstellen können: Eine permanente negative Erwartungshaltung verändert im wahrsten Sinne des Wortes die Struktur Ihres Gehirns. Dieses wird dann aufgrund seiner Neuroplastizität (dazu später mehr) immer leistungsfähiger darin, Negatives wahrzunehmen. Zeitgleich baut sich jedoch auch die Fähigkeit ab, positive Erfahrungen zu verarbeiten. Dass es dabei wirklich zu biologischen Veränderungen im Gehirn kommt, wurde übrigens bereits durch eine ganze Reihe von Studien bewiesen.[1] Doch keine Sorge, es gibt ein paar einfache Techniken, auf die ich später noch eingehen werde, mit denen sich solche negativen Veränderungen auch wieder rückgängig machen lassen.

»SO NEGATIV bin ich doch gar nicht eingestellt!«

Diesen Satz höre ich ständig von Patienten, die ich mit ihrem offensichtlichen Zweckpessimismus konfrontiere. Häufig gefolgt von dem Zusatz: »Fragen Sie doch meine Familie, ich beschwere mich so gut wie nie!« Und das stimmt auch in vielen Fällen, denn es gibt eine große Diskrepanz zwischen dem, was Zweckpessimisten sagen, und dem, was sie wirklich denken. Fragt man diese Menschen, wie es ihnen geht, hört man regelmäßig: *Alles gut!* Doch damit spielen sie sich und ihrer Umwelt nur eine Rolle vor. Denn tatsächlich haben die Betroffenen unterbewusst eher Gedanken wie diesen:

»Ich bin erschöpft, und mir ist alles zu viel.
Selbst die Frage, wie's mir geht, stresst mich schon.«

Also geben sie lieber eine Antwort, die möglichst keine weiteren Nachfragen produziert. Und was eignet sich dafür besser als: *Alles gut, alles bestens* oder *passt schon*? Wie aber sollen andere angemessen reagieren und solche Menschen zum Beispiel in einer bestimmten Situation entlasten, wenn sie gar nicht wissen, wie es ihnen wirklich geht? Stattdessen wird in bester Absicht versucht, so lange wie möglich »zu funktionieren«. Besonders schlimm wird es übrigens, wenn sich zum Verbergen der wahren Gefühle auch noch Gedanken wie diese gesellen:

»Du kannst mir doch eh nicht helfen,
also wozu dich auch noch belasten?«

Oder auch:

»Wenn er mich wirklich lieben würde, dann
müsste er doch merken, wie schlecht es mir geht.«

Wenn zur Überforderung auch noch das Gefühl der Einsamkeit hinzukommt, dann ist das Abrutschen in eine Depression nur noch eine Frage der Zeit. Doch so weit muss es nicht kommen, denn solche Gedanken basieren zum Glück häufig nur auf »falschen Glaubenssätzen«. Was damit gemeint ist, und vor allem, was man dagegen tun kann, erfahren Sie in Kapitel 3.

Wer zum Burnout tendiert, denkt anders

Menschen, die zum Burnout neigen, sind größtenteils perfektionistisch veranlagt. Das heißt, sie denken in vielerlei Hinsicht anders als Zweckpessimisten. Ob auch Sie zu diesem Personenkreis gehören, können Sie durch die Beantwortung vier weiterer Fragen herausfinden. Allerdings funktioniert der nachfolgende Test nur dann zuverlässig, wenn Sie aktuell nicht unter einer Depression leiden. Anderenfalls versuchen Sie erst, sich zu erinnern, wie Sie gedacht haben, bevor die Depression Ihnen jegliche Energie geraubt hat, und beantworten Sie dann folgende Fragen:

- Haben Sie das Gefühl, dass das Wohlbefinden Ihrer Familie in besonderem Maße von Ihnen abhängt?

- Stehen Sie Freunden und Bekannten selbst dann noch mit Rat und Tat zur Seite, wenn Ihre Zeit ohnehin schon viel zu knapp ist?

- Sind Sie ein »Macher« mit einem starken inneren Antreiber, oder haben Sie häufig das Gefühl, nicht genug getan zu haben?

- Ist »gut« für Sie »nicht gut genug«, und wollen Sie deshalb in wenigstens einem Bereich Ihres Lebens »perfekt« sein?

Haben Sie mindestens drei dieser Fragen mit JA beantwortet? Dann neigen auch Sie zum Perfektionismus. Wichtig: Sollten Sie bei beiden Frageblöcken jeweils zwei oder mehr Fragen mit JA beantwortet haben, dann rate ich Ihnen, möglichst das ganze Buch aufmerksam zu lesen und nicht nur einzelne Kapitel. Denn speziell für Sie könnte wirklich in jedem Kapitel der Schlüssel zu mehr Lebensfreude und Gelassenheit liegen.

Für Perfektionisten haben Depressionen eine wichtige Funktion

Perfektionisten sind häufig selbst im Urlaub noch für ihren Chef, ihre Kunden, ihre Mitarbeiter oder auch für Verwandte und Bekannte erreichbar. Diese Form der »Zuverlässigkeit« ist für sie ganz normal. Dabei merken sie lange Zeit gar nicht, dass es eine Person gibt, die immer an letzter Stelle steht – und das sind sie selbst. Perfektionisten haben ständig das Gefühl, dass ihre Zeit nicht reicht. Irgendwas gibt es immer, was schon längst hätte erledigt werden müssen. Wie sehr die Betroffenen sich bei alldem selbst überlasten, merken sie häufig erst, wenn es zu spät ist. Immer öfter ertappen sie sich dann bei Gedanken wie diesem:

»Mir ist alles zu viel, ich kann einfach nicht mehr.«

Je häufiger solche Gedanken auftauchen, umso weiter nimmt sowohl die Konzentrations- als auch die Leistungsfähigkeit ab. Dadurch entstehen unnötige Fehler, die einen Perfektionisten noch weiter unter Druck setzen, und das führt wiederum zu einem Teufelskreis aus Überforderung und schlechtem Gewissen, der die Betroffenen immer weiter in Richtung Burnout treibt. Kommt es im Anschluss zur Depression, hat diese jedoch eine völlig andere Funktion als bei den Zweckpessimisten. Ja, Sie hören richtig. Eine Depression, die einem Burnout folgt, erfüllt eine wichtige Funktion. Sie ist ein NOT-AUS-SCHALTER. Von selbst würden die Betroffenen nämlich niemals aufhören, sich zu überfordern. Deshalb muss die Psyche für eine Zwangspause sorgen, auch wenn diese alles andere als angenehm ist.

Ein ganz ähnlicher Mechanismus bewahrt moderne Autos davor, einen Motorschaden zu bekommen. Entdeckt der Bordcomputer einen gravierenden Fehler, wird die Höchstgeschwindigkeit des Fahrzeugs elektronisch auf 80 Stundenkilometer begrenzt. Schneller fährt der Wagen dann einfach nicht, egal wie sehr Sie aufs Gas treten. Erst wenn das Auto in der Werkstatt war und der Fehler behoben wurde, können Sie wieder auf die volle Leistung des Fahrzeugs zurückgreifen.

Ich habe weit über hundert Patienten mit der Diagnose Depression befragt, ob und falls ja, wie schnell und nachhaltig ihnen ein Aufenthalt in einer psychosomatischen Klinik geholfen hat. Das Ergebnis dieser Befragung war sehr eindeutig: Menschen, die zuvor ein Burnout-Syndrom durchlebt hatten, erholten sich während eines Klinikaufenthalts deutlich besser als Menschen, die direkt depressiv geworden waren.

Das ergibt durchaus Sinn: Den »Ausgebrannten« fehlte (neben einer neuen Art des Denkens) ja »nur« die Fähigkeit, angemessen auf sich selbst zu achten. Zwingt man sie letztendlich dazu, ihre »Akkus« wieder aufzuladen, zeigt dies deshalb meist schnell Wirkung. Sind diese Menschen dann wieder bei Kräften, gibt es zwei Möglichkeiten: Entweder sie haben aus dieser Erfahrung eine Lehre gezogen und achten künftig besser auf sich, oder aber sie nutzen die neu gewonnene Energie, um voller Power genauso weiterzumachen wie zuvor. Wiederholt sich dieser Zyklus – bis hin zur Depression ausbrennen, während der Depression wieder zu Kräften kommen und dann erneut ausbrennen bis zur Depression –, spricht man von einer bipolaren Störung. Diese Menschen bezeichnete man früher aufgrund des Hin- und Herpendelns zwischen beiden Extremen auch als »manisch-depressiv«. Sind die Stimmungsschwankungen nicht ganz so extrem, lautet der Fachbegriff hingegen Zyklothymia.

Ein exklusiver Klub

Menschen mit einer bipolaren Störung gehören einem exklusiven Klub an, denn die manischen Phasen einer bipolaren Störung können außergewöhnlich produktiv sein. Deshalb finden sich unter den Betroffenen nicht selten große Persönlichkeiten, wie zum Beispiel Winston Churchill, Hermann Hesse, Leonardo da Vinci, Mark Twain, Napoleon Bonaparte, Abraham Lincoln oder der Schauspieler Robin Williams, der sich im Alter von 63 Jahren selbst das Leben nahm.

Leider ist Selbstmord als scheinbar letzter Ausweg aus einer psychisch belastenden Situation keine Seltenheit, und dieses Buch wäre nicht vollständig, wenn ich nicht auch kurz auf dieses Thema eingehen würde. Im Wesentlichen gibt es zwei Gründe, warum Menschen sich das Leben nehmen: Entweder sie sehen keinen anderen Ausweg beziehungsweise es mangelt ihnen an besseren Handlungsoptionen, oder aber sie wurden durch bestimmte Substanzen dazu getrieben.

Der erste Grund ist eines der Hauptmotive, warum ich mich entschieden habe, dieses Buch zu schreiben. Denn egal ob Sie an Depression oder Burnout leiden, es gibt viel mehr Auswege und Handlungsoptionen, als Ihnen im Moment bewusst ist. Und es werden umso mehr, je länger und intensiver Sie mit diesem Buch arbeiten.

Und auch vor der zweiten Möglichkeit möchte ich Sie bewahren, indem ich mit möglichst klaren Worten darüber aufkläre, wie viele Medikamente als Nebenwirkung Depressionen sowie eine erhöhte Suizidgefahr aufführen. Vor allem die sogenannte »Polypharmazie«, also das Einnehmen von fünf oder gar mehr Präparaten, wird von vielen Medizinern mittlerweile als ernstes Problem angesehen. Doch Vorsicht! Bitte setzen Sie AUF KEINEN FALL vorschnell irgendwelche Medikamente ab. Testen Sie zuerst die anderen Hilfsmaßnahmen in diesem Buch, und wenden Sie sich, falls es dann noch nötig sein sollte, an einen Arzt Ihres Vertrauens. Nur er kann Ihnen zuverlässig sagen, welche Ersatzmedikation für Sie infrage kommt und wie langsam Sie ein Medikament ausschleichen sollten, damit es zu keinen unnötigen Komplikationen kommt.

Entscheidend ist die RICHTIGE Form der Therapie

Reine Zweckpessimisten brauchen im Gegensatz zu reinen Perfektionisten meist eine deutlich längere therapeutische Betreuung, um wieder am normalen Leben teilnehmen zu können. Zudem ist bei ihnen die Gefahr etwas größer, erneut eine depressive Episode zu durchlaufen. Aus Sicht der Gehirnforschung ergibt das durchaus Sinn, denn hier wurde das Gehirn ja durch dauerhaft negatives Denken grundsätzlich anders strukturiert. Es kann gar nicht mehr automatisiert positiv denken, da dieses Verhalten lange nicht trainiert und entsprechend auch nicht neuronal verfestigt wurde. Eine Therapie kann in diesem Fall nur von dauerhaftem Erfolg gekrönt sein, wenn eine neue Art des Denkens Schritt für Schritt erlernt und konsequent verfestigt wird.

Doch genau darin liegt einer der größten Schwachpunkte vieler konventioneller Therapien. Denn was diese Menschen viel dringender bräuchten als einen Therapeuten, wäre ein Motivationstrainer. Und zwar einer, der sie möglichst täglich begleitet. Zuerst in ganz kleinen und später in immer größeren Schritten, bis ihr auf Depression getrimmtes Gehirn so weit umstrukturiert ist, dass alle negativen Symptome verschwunden sind. Sechs Wochen stationäre Therapie oder auch therapeutische Sitzungen von jeweils ein bis zwei Stunden pro Woche können so etwas nur in den seltensten Fällen leisten.

Menschen Schritt für Schritt aus einem seelischen Tief herauszuführen kann manchmal richtig viel Arbeit sein. Und diese Arbeit wird zum größten Teil nicht von Therapeuten geleistet, sondern von Angehörigen und Freunden. Ihnen gebührt mein tiefster Respekt. Deshalb sehe ich es auch als meine besondere Aufgabe an, gerade diese Helfer davor zu bewahren, durch ihr aufopferndes Verhalten selbst auszubrennen oder gar depressiv zu werden. Zum einen, indem ich ihnen so kompakt und anschaulich wie möglich erkläre, wie seelische Tiefs entstehen und welche Möglichkeiten es mittlerweile gibt, um Betroffene schnell wieder auf die eigenen Beine zu stellen. Zum anderen, indem ich sie ermutigen möchte, die im Buch vorgestellten Techniken selbst prophylaktisch als Schutz gegen Depression und Burnout zu nutzen.

Noch ein wichtiger Hinweis, bevor Sie loslegen

Hüten Sie sich bitte vor Verallgemeinerungen und falschen Rückschlüssen. Nicht jeder Mensch mit Burnout landet zwangsläufig in einer Depression. Und nicht jeder, der beides mehrfach durchlaufen hat, ist manisch-depressiv. Was ich beobachtet habe, ist lediglich, dass Menschen mit einer bipolaren Störung so gut wie immer auch mit Burnout zu kämpfen hatten. Zudem hat sich gezeigt, dass bei Betroffenen, die »quasi aus heiterem Himmel« depressiv wurden, häufig körperliche Faktoren eine Rolle spielten. Das können zum Beispiel Neben- und Wechselwirkungen verschiedener Medikamente sein, eine Schilddrüsenerkrankung oder auch eine allergische Reaktion auf einen bestimmten Stoff. Dies heißt im Umkehrschluss aber nicht, dass Sie automatisch depressiv werden, nur weil Sie mehrere Medikamente einnehmen oder ein Problem mit der Schilddrüse haben.

Wie alles mit allem in Wechselwirkung steht und wie viele Möglichkeiten es neben Psychopharmaka noch gibt, um Depressionen und Burnout ein für alle Mal zu überwinden, erfahren Sie in den kommenden Kapiteln Schritt für Schritt.

1.2 Depression: Der Fakten-Check

Nicht nur unter vielen Patienten, sondern auch unter einigen Ärzten und Therapeuten hält sich hartnäckig das Gerücht, dass ein Mangel an Serotonin oder Noradrenalin im Gehirn ursächlich für das Auftreten von Depressionen verantwortlich sei. In einem Interview mit *Depression heute* bezieht Professor Dr. med. Uwe Gonther zu diesem Thema eindeutig Stellung[2]:

> *Erst in der jüngeren Zeit habe ich durch kritische Weiterbildung erfahren, dass die Biochemie der Depression unbekannt*

ist. Es gibt keinen körpereigenen Stoff, der eine Depression anzeigt, und auch keinen Stoff, der sich bei einer Besserung einer Depression messbar verändert. Wir Psychiater haben Marketingversprechungen (der Pharmaindustrie) geglaubt, denen jedwede solide wissenschaftliche Basis fehlt.

Prof. Dr. med. Uwe Gonther ist Arzt für Psychiatrie und Psychotherapie sowie ärztlicher Direktor des AMEOS Klinikums Dr. Heines in Bremen. Dieses Klinikum gehört zu den ältesten psychiatrischen Fachkrankenhäusern Deutschlands und verfügt über jahrzehntelange Erfahrung in der Behandlung von Depressionen und Angststörungen. Kurzum, der Mann weiß, wovon er spricht. Zudem wird seine Ansicht von vielen namhaften Kollegen bestätigt. In einem weiteren Interview, das er Ende 2016 für den Sender Radio Bremen gab, bringt er es noch deutlicher auf den Punkt:

Ich finde, Antidepressiva haben schon den falschen Namen. Also, dieser Name suggeriert, man könne Depressionen durch den Einsatz von Medikamenten einfach wegzaubern. Und das ist biologisch nicht begründet, das so zu sehen. Also, Antidepressiva sind keine Antidepressiva (..) Wenn man sie zu lange gibt, richten sie überwiegend Schaden an.

Um diese Aussage nicht aus dem Kontext des gesamten Interviews zu reißen, ist es wichtig zu erwähnen, dass es auch Ausnahmen gibt, in denen die Gabe von Antidepressiva selbst aus heutiger Sicht noch gerechtfertigt ist. Bei schweren und schwersten Depressionen kann die kurzfristige Gabe von Antidepressiva durchaus dabei helfen, die Betroffenen aus dem allergrößten Tief und der Handlungsunfähigkeit herauszuholen. Doch bereits ab diesem Punkt sollten die Medikamente wieder behutsam ausgeschlichen werden und die Behandlung mit anderen Mitteln, wie zum Beispiel einer geeigneten Form der Psychotherapie, fortgesetzt werden.

Dies deckt sich auch mit meiner Praxiserfahrung. Würde man sich an diese Empfehlung halten, könnte man vermutlich nicht nur die Menge der verschriebenen Psychopharmaka halbieren, auch die Anzahl und Dauer von psychischen Erkrankungen dürfte signifikant zurückgehen. Lassen Sie mich erläutern, wie ich zu dieser gewagten Aussage komme: Über 40 Millionen Europäer nehmen Antidepressiva, das entspricht etwa acht Prozent der Bevölkerung. In Amerika greift sogar jeder Zehnte zu diesen Medikamenten. Ein Großteil davon sorgt dafür, dass der Serotoninspiegel im Gehirn erhöht wird.

Doch dummerweise gibt es keinen einzigen wissenschaftlichen Beweis dafür, dass depressive Menschen überhaupt an einem Serotoninmangel leiden. Viele haben sogar einen deutlich höheren Wert als »gesunde« Menschen. Auch eine Verbindung zwischen Glücksempfinden und einem höheren Serotoninwert konnte nie nachgewiesen werden. Wer viel Serotonin im Gehirn hat, ist nicht zwingend glücklicher als andere. Er hat lediglich eine höhere Wahrscheinlichkeit, an einer sexuellen Funktionsstörung zu leiden. So haben laut *ÄrzteZeitung* etwa 59 Prozent aller Patienten mit einer antidepressiven Medikation auch mit sexuellen Beeinträchtigungen zu kämpfen[3]. Besonders häufig betroffen sind dabei Anwender folgender Präparate:

- Citalopram
- Clomipramin
- Escitalopram
- Fluoxetin
- Fluvoxamin
- Mirtazapin
- Paroxetin
- Sertralin
- Venlafaxin

Dass dennoch die Anzahl der verschriebenen Antidepressiva immer weiter ansteigt, hat einen einfachen Grund: Pharmakonzerne scheuen keine Kosten und Mühen, um Ärzte und Kliniken seit Jahrzehnten mit lückenhaften Informationen zu versorgen. Ob diese Medikamente jedoch tatsächlich halten, was vollmundig versprochen wird, lässt sich an einem einfachen Rechenbeispiel nachprüfen. Die Anzahl der verabreichten Antidepressiva hat sich in den letzten zehn Jahren nahezu verdoppelt. Wären diese Medikamente so hilfreich wie behauptet, müsste sich dann die Anzahl der Menschen, die unter Depression und Burnout leiden, nicht deutlich reduziert haben? Tatsächlich aber ist die Anzahl der Betroffenen dramatisch angestiegen, ebenso wie der Anteil der Langzeiterkrankten und chronisch Depressiven. Wie kann das sein?

Zumindest mir drängt sich da eine Frage auf: Ist es möglich, dass die Anzahl der Betroffenen auch deswegen so dramatisch ansteigt, WEIL heute doppelt so viele dieser Medikamente verabreicht werden? Höchste Zeit also, ein paar Fakten zusammenzufassen, die ich im weiteren Verlauf des Buches noch durch zahlreiche Studien belegen werde:

Fakten:

- **Depressionen werden durch eine Vielzahl verschiedener Faktoren ausgelöst, die sich teilweise auch gegenseitig beeinflussen.** Nur wer Körper und Geist als Teil eines Systems begreift, kann die nötigen Schritte unternehmen, um sich schnell und dauerhaft von Depressionen zu befreien.

- **Depressionen haben ihren Ursprung NICHT in einem Mangel an Serotonin oder Noradrenalin.** Somit ist es auch wenig sinnvoll, mit Antidepressiva das Vorkommen dieser Neurotransmitter im Gehirn zu manipulieren.

- **Eine Depression muss nicht GRUNDSÄTZLICH medikamentös behandelt werden.** Dies gilt nur für schwere und schwerste Depressionen, und selbst die sollten nur wenige Monate medikamentös begleitet werden, um gesundheitliche Folgeschäden zu vermeiden.

- **Depressionen kehren nicht ZWINGEND in regelmäßigen Abständen wieder.** Dies trifft nur zu, wenn statt der Ursachen die Symptome behandelt werden. Wer die wahren Gründe seiner Depression erkennt und behandelt, hat eine reelle Chance, dass weitere depressive Schübe ausbleiben.

1.3 Burnout: Der Fakten-Check

Laut einer BKK-Studie aus dem Jahr 2018 glaubt bereits jeder Zweite Deutsche, von Burnout bedroht zu sein[4]. Woran liegt es, dass immer mehr Menschen das Gefühl haben, dem, was Arbeit und Familie von ihnen einfordern, nicht mehr gerecht zu werden? Im Wesentlichen gibt es zehn Gründe, warum Menschen ein Burnout-Syndrom entwickeln. Wir werden all diese Gründe in Kapitel 4 ausführlich beleuchten. Sollten Sie selbst betroffen sein, dürfen Sie sich darauf einstellen, dass höchstwahrscheinlich mehr als nur einer dieser Gründe auch auf Sie zutrifft. Aber das ist in diesem Fall nicht schlecht, sondern gut, denn all diese Faktoren beeinflussen sich gegenseitig. Nur wer ALLE Gründe kennt und Stück für Stück beseitigt, kann wieder dauerhaft ein leichtes und erfolgreiches Leben führen. Damit Ihnen diese »Arbeit« möglichst leichtfällt und Sie keine unnötige Energie mehr an den »falschen Baustellen« verschwenden, möchte ich auch beim Thema Burnout zuerst mit einigen Mythen aufräumen.

Ist Burnout in Wirklichkeit eine Depression, die medikamentös behandelt werden muss?

Der wohl hartnäckigste Mythos ist der, dass Burnout in Wirklichkeit nur ein gesellschaftsfähigerer Name für Depression sei. Deshalb verschreiben viele Ärzte im einen wie im anderen Fall Psychopharmaka.

Natürlich klingt »Ich habe Burnout« besser als »Ich habe eine Depression«. Das Wort Burnout sagt ja unterschwellig, dass sich jemand so lange für seinen Beruf und/oder seine Familie aufgeopfert hat, bis er völlig ausgebrannt ist. Bei einer Depression hingegen ist jemand krank, und das, obwohl häufig kein offensichtlicher Grund dafür vorliegt. Wie jedoch bereits erwähnt, ist eine Depression häufig nur die Folge eines unerkannten Burnout-Syndroms. Deshalb ergibt es in diesem Fall auch wenig Sinn, ein Antidepressivum einzusetzen, weil dadurch eine Heilung nicht unterstützt, sondern eher verzögert wird. Ein akutes Burnout-Syndrom zu beenden gelingt nämlich nur, wenn man begreift, was einen dazu veranlasst hat, sich selbst derart zu überfordern. Meist sind das »ungünstige« innere Dialoge sowie gewisse »Denkfehler«, die selbst unter erfolgreichen Menschen weit verbreitetet sind. Um diese zu verändern, benötigt man allerdings sowohl einen klaren Kopf als auch einen Körper, auf dessen Signale man noch vertrauen kann. Und beides ist nach der Einnahme von Antidepressiva nicht mehr unbedingt gegeben. Denn zu den häufigsten Nebenwirkungen dieser Medikamente zählen Müdigkeit, Kopfschmerzen, Schlafstörungen, Verdauungsstörungen, sexuelle Funktionsstörungen, Übelkeit und Gewichtszunahme. Keine guten Voraussetzungen also, um gezielt und effektiv etwas an der Art zu ändern, wie man denkt und lebt.

Fehlt bei Burnout nur die richtige Work-Life-Balance?

Nein, auch das ist nur ein weiterer, wenn auch hartnäckiger Mythos. Menschen mit Burnout-Syndrom schaffen es durchaus noch, Freunde zu treffen, Sport zu treiben oder einem Hobby nachzugehen. Was ihnen bei alldem jedoch nicht gelingt, ist abzuschalten. Sie haben permanent ein schlechtes Gewissen, weil sie dies oder jenes noch nicht erledigt haben. Das führt dazu, dass sie aus all diesen Aktivitäten keine wirkliche Kraft ziehen. Statt Spaß zu haben und den Moment zu genießen, sind sie gedanklich schon wieder beim nächsten Kunden, dem unaufgeräumten Schreibtisch, den schulischen Problemen der Kinder oder irgendeiner anderen unerledigten Aufgabe.

Eine effektive Gegenmaßnahme ist hier das Achtsamkeitstraining, allerdings NUR, wenn Sie zeitgleich auch eine Lösung für all die unerledigten Aufgaben gefunden haben. Das A und O für ausgeglichene und glückliche Menschen ist deshalb neben dem A für Achtsamkeit auch das O für Outsourcing. Aufgaben und Verantwortung zu delegieren ist eine viel wichtigere Burnout-Prophylaxe als jede noch so ausgeklügelte Work-Life-Balance. Wie auch Sie dieses A und O in Ihr Leben integrieren können, erfahren Sie übrigens in Kapitel 5.

Der Job Ihrer Psyche ist es, Sie zu beschützen

Selbst wenn das im Extremfall bedeutet, dass unterbewusst Ihr NOT-AUS-SCHALTER gedrückt wird, weil Sie es mit Ihrem bewussten Verstand nicht geschafft hätten. Der Fotograf und Schriftsteller Ulrich Schaffer beschreibt diese Kooperation von Körper und Seele sehr treffend in einem seiner Sinnsprüche:

»Geh du vor«, sagte die Seele zum Körper, »auf mich hört er nicht. Vielleicht hört er auf dich.«
»Ich werde krank werden, dann wird er Zeit für dich haben«, sagte der Körper zur Seele.

Noch einmal: Es ist extrem wichtig zu verstehen, dass eine Depression nach einem Burnout-Syndrom keine Krankheit ist, die medikamentös behandelt werden muss. Sie ist genau dieser Not-Aus-Schalter. Auf diesem Weg macht Ihre Psyche genau das, was sie soll. Sie schützt Sie vor sich selbst und zwingt Sie zur Ruhe und zum Nachdenken. Sobald Sie bestimmte Fehler erkannt und beseitigt haben, verschwindet auch das seelische Tief wieder ganz von alleine. Allerdings nur, wenn Sie Ihr gesamtes System nicht durch unnötige Medikamente so durcheinandergebracht haben, dass ein normaler Austausch zwischen Körper und Geist unmöglich geworden ist.

Fakten:

- **Depression und Burnout sind grundlegend verschieden und sollten deswegen auch unterschiedlich behandelt werden.** Dennoch kann ein nicht oder falsch behandeltes Burnout-Syndrom zu einer echten Depression führen. Diese ist dann die Folge einer andauernden Überlastung und/oder einer falschen Medikation.

- **Burnout kann NICHT mit Antidepressiva behandelt werden. Antidepressiva verlangsamen häufig die Denkfähigkeit des Gehirns.** Menschen mit Burnout haben aber nach wie vor einen starken inneren Antreiber. Wer Antidepressiva nimmt und dadurch langsamer wird, erreicht noch weniger von seinen selbst gesteckten Tageszielen. Das führt zu zusätzlichem Druck und verschärft wiederum das eigentliche Problem.

- **Burnout lässt sich NICHT einfach mit etwas mehr Work-Life-Balance beheben.** Das Problem ist nämlich häufig kein Mangel an Freizeit oder das Fehlen eines Hobbys. Vielmehr empfinden die Betroffenen bei diesen Aktivitäten keine echte Erholung, da sie unterschwellig ständig ein schlechtes Gewissen haben, weil andere Sachen dadurch unerledigt bleiben. Somit muss nicht an einer besseren Work-Life-Balance gearbeitet werden, sondern primär an einer neuen, effektiveren Art des Denkens.

Kapitel 2
Die zehn häufigsten Ursachen einer Depression

Wie bereits eingangs erwähnt, gibt es eine ganze Reihe von möglichen Auslösern, die zu einer Depression führen können. Einige kommen als alleinige Ursachen infrage, während andere erst in Kombination miteinander ihre zerstörerische Kraft entfalten. In diesem Kapitel werde ich diese Ursachen im Einzelnen aufschlüsseln. Auf die entsprechenden Gegenmaßnahmen gehe ich dann etwas später noch ausführlich ein. Sicherlich werden einige von Ihnen das Bedürfnis haben, gleich zu den Gegenmaßnahmen zu springen, sobald Sie eine mögliche Ursache für sich erkannt haben. Aus den Erfahrungen meiner täglichen Praxisarbeit kann ich Ihnen aber versichern, dass Sie viel schneller erste Erfolge erzielen werden, wenn Sie das Buch zuerst von Anfang bis Ende durchlesen. Denn nur so haben Sie eine Chance, wirklich alle Auslöser der Depression aufzudecken und sicherzustellen, dass Ihr Genesungsprozess nicht durch irgendeine versteckte Ursache blockiert wird.

2.1 Ursache Nr. 1: Negatives Denken und Zweckpessimismus

Dank der modernen Hirnforschung wissen wir heute mit Sicherheit, dass unser Gehirn sich bis ins hohe Alter verändert. Diesen Prozess nennt man Neuroplastizität. Die Art, wie wir denken und handeln, lässt permanent neue synaptische Verbindungen entstehen, während zeitgleich andere abgebaut werden. Das ist auch gut so, denn der Platz in unserem Kopf ist beschränkt. Würden wir alle

Informationen gleichwertig abspeichern und behalten, würde uns schlicht der Schädel platzen. Deshalb gilt unter Hirnforschern der einfache Grundsatz: »Use it or lose it.« Also: Benutze die gespeicherten Informationen, oder du verlierst sie.

Dinge, die wir oft denken oder wiederholen, werden immer fester im Gehirn »verdrahtet« und dadurch immer leichter und schneller abrufbar. Das geht so weit, dass regelmäßig wiederkehrende Gedanken und Handlungen so sehr automatisiert werden, dass wir deren Durchführung kaum mehr Aufmerksamkeit schenken müssen.

Dass unser Gehirn wiederkehrende Muster erkennen und neuronal immer mehr optimieren kann, versetzt uns überhaupt erst in die Lage, mehrere Dinge gleichzeitig zu tun. Ein gutes Beispiel für diese Fähigkeit zum Multitasking ist das Autofahren. Ein Fahranfänger braucht noch seine ganze Aufmerksamkeit, um rechtzeitig zu kuppeln, zu schalten, zu blinken und dabei auch den Verkehr im Rückspiegel im Auge zu behalten. Jemand, der ein paar Jahre Fahrpraxis hat, kann während der Fahrt ein spannendes Radioprogramm verfolgen, sich mit seinen Mitfahrern unterhalten, intensiv über ein Problem nachdenken oder über die Freisprecheinrichtung telefonieren und dabei sogar wichtige Entscheidungen treffen. Das sichere Fahren im fließenden Verkehr wurde mit der Zeit immer mehr zu einem unterbewusst ablaufenden Prozess, der, wenn überhaupt, nur noch unterschwellig als anstrengend empfunden wird.

Diese Form der Automation betrifft ausnahmslos alle Handlungen und Gedanken. Wer sein Leben lang ein Optimist war, den werfen selbst unangenehme Ereignisse nicht so schnell aus der Bahn, weil sein Gehirn vollautomisch Sätze wie diesen formuliert:

> »Wer weiß, wozu das wieder gut ist. Das habe ich doch schon öfter erlebt, dass irgendwas schiefgeht und erst im Nachhinein klar wird, was für ein Ärger mir dadurch erspart geblieben ist.«

So könnte es zum Beispiel sein, dass ein Geschäft mit einem lukrativen Kunden nicht zustande kam, weil ein Mitarbeiter den Kunden abgeworben hat, um mit diesem seine eigene Selbstständigkeit zu starten.

Natürlich ärgern sich selbst hartgesottene Positivdenker über ein derart illoyales Verhalten. Aber sie tun dies in der Regel nur kurz. Kaum ist der erste Ärger verraucht, sucht das Gehirn eines Optimisten nach Möglichkeiten, wie man selbst dieser Enttäuschung noch etwas Positives abgewinnen kann. Fast schon automatisch entstehen dann Gedanken wie diese:

»Gut, dass dieser Mitarbeiter so früh sein wahres Gesicht gezeigt hat. So hat er nur einen Kunden abgeworben und nicht gleich mehrere. Und wer weiß, ob dieser neue Kunde überhaupt so lukrativ ist wie vermutet. Ich habe schon von anderen gehört, dass seine Zahlungsmoral fragwürdig ist und er zudem wegen jeder einzelnen Rechnung zu diskutieren beginnt. Auf jemanden wie ihn kann ich gut und gerne verzichten.«

Diesen äußerst hilfreichen Prozess nennt man in der Psychologie »Reframing«, was so viel bedeutet wie »Umdeutung«. Diese wunderbare Technik, die ihren Ursprung in der systemischen Familientherapie hat, ist hervorragend geeignet, um negative Ereignisse schnell zu verarbeiten und diese als weniger bedrohlich oder schmerzhaft zu empfinden. Etwas zu »reframen« hat zudem noch einen weiteren Vorteil: Man bleibt handlungsfähig und lösungsorientiert, anstatt sich frustriert zurückzuziehen. Auf das Reframing werde ich später noch einmal ausführlich eingehen, denn diese Technik ist sowohl bei der Überwindung von Depressionen als auch im Kampf gegen Burnout erstaunlich hilfreich.

Echte Zweckpessimisten hingegen reframen so gut wie nie. Ganz im Gegenteil: Sie halten sich für Realisten, die die Augen gegenüber möglichen Gefahren nicht verschließen. Zweckpessimisten sind überzeugt davon, dass diese Art des vorausschauenden Denkens sie vor bösen Überraschungen schützt. Und sollte doch mal etwas Unangenehmes passieren, sind sie weniger enttäuscht, da sie ja mental bereits auf das Schlimmste vorbereitet waren. Zumindest denken sie das. Tatsächlich jedoch könnte dieser »Irrtum« kaum größer sein. Denn wenn wir etwas aus der Hirnforschung und der Entdeckung der Neuroplastizität gelernt haben, dann das:

Negatives Denken und Zweckpessimismus
schützen weder vor unangenehmen Erfahrungen,
noch reduzieren sie den empfundenen Schmerz.

Diese Art des Denkens trainiert Ihr Gehirn nur immer besser dahingehend, überwiegend negative Dinge wahrzunehmen. Die Fähigkeit hingegen, all das Positive zu sehen, das ebenfalls vorhanden ist, wird neuronal mehr und mehr zurückgebildet. Statt eine Chance zu ergreifen, sobald sie sich bietet, wird häufiger nach Gründen gesucht, warum man besser nicht aktiv werden sollte. Dieses Verhalten führt zwangsläufig dazu, dass man sich immer öfter mit immer weniger zufriedengibt, während immer mehr Chancen ungenutzt verstreichen. Und zwar schlicht deswegen, weil gute Gelegenheiten zur Verbesserung des eigenen Lebens gar nicht mehr als solche wahrgenommen werden. Stattdessen wird das Gefühl, ständig von Gefahren, Problemen und Ungerechtigkeit umgeben zu sein, immer präsenter, selbst wenn das in Wirklichkeit gar nicht so ist. Zweckpessimisten sind alles andere als Realisten. Statt Chancen und Risiken gleichermaßen zu erkennen, nehmen sie selektiv nur noch den Ausschnitt der Realität wahr, der ihrer antrainierten Erwartungshaltung entspricht.

Der Grund dafür liegt in der bereits erwähnten Neuroplastizität des Gehirns. Es verändert sich Tag für Tag durch die Art, wie wir es benutzen. Zudem filtert es sämtliche Informationen unserer Umwelt emotionsabhängig. Das heißt: All das, was wir wirklich lieben, wird ebenso intensiv wahrgenommen wie all das, was wir besonders fürchten. Und je häufiger der Fokus auf etwas Positivem oder etwas Negativem liegt, umso stärker wird neuronal abgespeichert und umso leichter haben wir Zugriff auf diese Informationen samt den dazugehörigen Emotionen. Dinge, mit denen wir uns nicht beschäftigen, blendet unser Gehirn hingegen mehr und mehr aus.

Menschen, die ständig auf der Suche nach möglichen Gefahren und Problemen sind, um im Ernstfall besser darauf vorbereitet zu sein, erreichen aus Sicht der Hirnforschung nur eines: Sie trainieren ihre grauen Zellen immer besser darauf, nur noch Probleme und Gefahren wahrzunehmen, während zeitgleich Positives immer mehr ausgeblendet wird.

Das glauben Sie nicht? Dann beantworten Sie bitte folgende Frage: Besitzen Sie oder ein Ihnen nahestehender Mensch ein Auto? Könnte es sein, dass Ihnen diese spezielle Automarke überdurchschnittlich oft im Verkehr auffällt, seit Sie damit fahren? Gegenfrage: Wann haben Sie zum letzten Mal BEWUSST einen Audi A4 wahrgenommen? Falls Sie selbst oder ein Mensch in Ihrem unmittelbaren Umfeld nicht zufällig genau dieses Modell fährt, wahrscheinlich nie. Vermutlich wissen Sie nicht einmal, dass es dieses Modell inzwischen schon in der fünften Generation gibt.

Ich führe diesen Test der »selektiven Wahrnehmung« häufig mit meinen Patienten durch. Oft ist es so, dass laut Zulassungsstatistik das Automodell, das mein Patient fährt und das ihm deswegen überdurchschnittlich oft auffällt, wesentlich seltener vorkommt als ein Audi A4. Dennoch ist das eigene Modell allgegenwärtig, während das andere schlicht übersehen wird. Der Grund dafür ist, dass unser Gehirn unterbewusst alles filtert und nur das zur bewussten Wahrnehmung weiterleitet, was wir vorher als relevant eingestuft haben.

Aus demselben Grund nehmen schwangere Frauen überdurchschnittlich viele andere Frauen wahr, die ebenfalls schwanger sind.

Frischgebackene Hundebesitzer sehen plötzlich mehr Hunde, und Menschen, die darüber nachdenken, sich tätowieren zu lassen, haben auf einmal das Gefühl, dass ohnehin schon jeder Zweite tätowiert ist. Doch all das stimmt nicht. Es sind nicht auf einmal mehr Frauen schwanger, nur weil Sie selbst ein Kind erwarten. Und auch die Zahl der Hunde verdoppelt sich nicht plötzlich, nur weil Sie selbst einen haben. Und auch wenn die Zahl der Tätowierten in Deutschland derzeit so hoch ist wie nie zuvor, verzichten dennoch über 80 Prozent aller Deutschen auf solch einen Körperschmuck.

Unser Gehirn filtert also nach unseren persönlichen Vorlieben und Abneigungen. Je mehr jemand gelernt hat, sich für Dinge zu begeistern, desto häufiger empfindet er Glück und Zufriedenheit. Wer hingegen eher benennen kann, was ihn alles stört, steuert möglicherweise früher oder später auf eine Depression zu. Denn alles, was wir in uns aufnehmen und verarbeiten, verändert uns. Wer ständig nur Fast Food isst, wird fett. Und wer ständig nur darüber nachdenkt, was schiefgehen kann, wird zunehmend das Gefühl haben, dass alles im Leben immer komplizierter und ungerechter wird. Doch keine Sorge: Selbst der größte Zweckpessimist kann mit ein wenig Übung eine »gesündere« Art zu denken erlernen. Sobald diese neue Art des Denkens dann erste Früchte trägt, fällt auch der Abschied vom negativen Denken immer leichter. Eine einfache Übung, mit der Sie Ihr Gehirn entsprechend umtrainieren können, finden Sie übrigens in Kapitel 3.

Lassen Sie uns mit dem Wissen um die Neuroplastizität des Gehirns noch einmal auf das Beispiel vom Anfang dieses Kapitels eingehen. Was denkt wohl ein Zweckpessimist, dem ein mutmaßlich lukrativer Kunde abgeworben wurde? Vermutlich etwas in dieser Art:

»Hab ich mir doch gleich gedacht, dass ich diesem Mitarbeiter nicht trauen kann. Das habe ich nun davon, dass ich ihm einen Arbeitsplatz angeboten und so vieles beigebracht habe.«

Noch wahrscheinlicher ist allerdings, dass er gar nicht erst in die Situation gekommen wäre, einen Kunden zu verlieren. Nicht etwa, weil sein Zweckpessimismus ihn vor so einer Enttäuschung bewahrt hätte, sondern vielmehr, weil er gar keine Kunden hat, die er hätte verlieren können. Wer immer und überall darüber nachdenkt, was alles schiefgehen könnte, wagt nämlich nur selten den Weg in die Selbstständigkeit. Negativdenker bevorzugen es, so wenig Verantwortung wie möglich zu tragen, und übersehen dabei, dass sie dadurch ein Leben aus zweiter Hand führen. Ein Leben, in dem andere bestimmen, wann und wie sie welche Arbeit zu verrichten haben.

Natürlich behaupte ich keineswegs, dass alle, die aufgrund schlechter Arbeitsbedingungen depressiv geworden sind, sich einfach nur selbstständig machen müssten. In diesem Beispiel geht es einzig und alleine darum, Ihnen zu zeigen, welch weitreichende Folgen negatives Denken haben kann. Selbstverständlich gibt es genügend Menschen, die sich in einem Angestelltenverhältnis pudelwohl fühlen. Wer einen wertschätzenden Chef hat, mit seinen Kollegen gut auskommt, angemessen für seine Leistung bezahlt wird und deshalb gerne seiner Tätigkeit nachgeht, der braucht über eine Veränderung seiner Arbeitswelt nicht weiter nachzudenken. Doch es gibt auch Menschen, die bereits bei meiner bloßen Beschreibung einer wirklich guten Arbeitsstelle automatisch denken:

»So was gibt es doch gar nicht, irgendwas läuft doch immer schief. Man kommt gar nicht umhin, ständig Kompromisse zu machen.«

Genau diese Menschen sind besonders gefährdet, im Lauf ihres Lebens an einer Depression zu erkranken. Denn sie beschränken ihre Möglichkeiten schon im allerersten Schritt: beim reinen Nachdenken darüber, wie ihr Arbeitsumfeld gestaltet sein müsste, damit sie sich dort rundum wohlfühlen können. Dabei übersehen sie eine der wichtigsten Grundregeln für Erfolg und Wohlbefinden:

> Wer etwas nicht einmal denken kann, wird es
> mit hoher Wahrscheinlichkeit auch nie erleben.

Was bedeutet das in unserem konkreten Beispiel? Wer davon ausgeht, dass es den perfekten Job ohnehin nicht gibt, wird sich häufig mit dem erstbesten Angebot zufriedengeben. Tauchen dann Probleme auf, verhindert diese Art des Denkens zudem, dass man sich frühzeitig nach einer besseren Arbeit umsieht. Denn angeblich ist es woanders ja auch nicht besser. So verbringt man viel zu viel Lebenszeit mit einer unbefriedigenden Tätigkeit, bis der Leidensdruck eines Tages so groß wird, dass man »gezwungenermaßen« doch über eine andere Arbeit nachdenken muss. Dieses Verhalten ist keineswegs ungewöhnlich, dennoch ist es eines der größten Hindernisse, die einem leichten und erfüllten Leben im Weg stehen.

Menschen ändern sich nur aus zwei Gründen

Es gibt vor allem zwei Gründe, die Menschen dazu bewegen, in ihrem Leben etwas zu verändern: große Schmerzen oder große Ziele. Bei der ersten Variante ist die Belastung und der damit verbundene Schmerz so groß geworden, dass man einfach etwas verändern muss.

Bei der zweiten Variante hat jemand ein so großes und erstrebenswertes Ziel für sich gefunden, dass er gar nicht anders kann, als alles dafür zu tun, um dieses Ziel zu erreichen. Die erste Variante, bei der der Mut zur Veränderung erst dann aktiviert wird, wenn der Leidensdruck hoch genug ist, findet sich bei nahezu allen Menschen, die unter Depressionen leiden oder litten. Die zweite Variante, bei der Veränderung vorrangig durch große Ziele motiviert wird, stellt hingegen einen äußerst wirksamen Schutz vor Depressionen dar.

Doch Vorsicht! Wer nur noch seinen großen Zielen hinterherjagt und dabei vergisst, seine bereits erreichten Erfolge auch angemessen zu feiern, der läuft wiederum Gefahr, im Burnout zu landen. Das Geheimnis liegt, wie so häufig, in der richtigen Dosierung. Schon Paracelsus, der berühmte Arzt und Philosoph, wusste vor über 500 Jahren:

> *Alle Dinge sind Gift, und nichts ist ohne Gift – allein die Dosis macht, dass ein Ding kein Gift ist.*

Sich alles nur noch schönzureden und seine Ziele ständig höherzuschrauben ist ebenso schädlich, wie gar keine Ziele mehr zu haben und nur das Schlimmste zu erwarten. In meinen Seminaren vergleiche ich das gerne mit einem Eselkarren, der Sie von A nach B bringen soll. Um den Esel zum Laufen zu bewegen, halten Sie ihm mit einer langen Stange eine leckere Möhre vor die Nase. Getrieben vom Hunger, läuft das Tier Schritt um Schritt, ohne jedoch das Futter zu erreichen. Doch immerhin zieht es den Karren konstant vorwärts. Ziehen Sie diese Motivationsstrategie allerdings ohne Pause durch, wird der Esel schon bald vor Erschöpfung zusammenbrechen. Es ist also nötig und sinnvoll, wenigstens ab und zu anzuhalten und ihm auch wirklich eine Möhre zu fressen zu geben.

Genauso verhält es sich auch mit großen Zielen. Es ist essenziell, welche zu haben. Nur so schaffen wir es, bis ins hohe Alter fit und glücklich zu bleiben. Warum genau das so ist, werde ich später noch eingehend erklären. Merken Sie sich fürs Erste einfach nur, dass es wichtig ist, seine Ziele in kleinere Etappenziele zu unterteilen. Jedes Mal, wenn Sie ein erreichtes Zwischenziel auch angemessen feiern, geben Sie Ihrem Esel eine Möhre zu fressen.

Wie Sie sich selbst feiern, bleibt dabei ganz Ihnen überlassen. Ob mit einem schönen Buch auf dem Sofa, einem guten Essen in

Ihrem Lieblingsrestaurant oder einfach nur, indem Sie einen ausgedehnten Spaziergang in der Sonne machen. Belohnen Sie sich ganz bewusst für jeden Schritt, den Sie vorwärtsgekommen sind. Dann können auch Sie jedes Ziel erreichen, ohne auf halber Strecke liegen zu bleiben.

Doch zurück zum Zweckpessimismus. Dieser schadet nämlich nicht nur Ihnen persönlich, er hat auch gesellschaftlich weitreichende Folgen. Wenn viele Menschen, aufgrund der eben erläuterten Denkmuster, ihren Job trotz schlechter Arbeitsbedingungen über Jahre hinweg verrichten, haben »schlechte« Chefs wenig Bedarf, an ihrem Verhalten etwas zu ändern. Die unzufriedenen Arbeitnehmer versuchen ja mit aller Kraft, so lange zu funktionieren wie nur irgend möglich. Erst wenn gar nichts mehr geht und die Diagnose Depression im Raum steht, bleiben die Betroffenen der Arbeit fern. Da die Krankenkassen jedoch bereits nach sechs Wochen die Kosten für den Ausfall übernehmen, bleibt es für so manchen Arbeitgeber auch weiterhin lukrativ, seine Mitarbeiter schlecht zu behandeln und auszubeuten. Würden Mitarbeiter sich hingegen beim ersten Anzeichen eines Missstands unverzüglich nach einem besseren Arbeitgeber umsehen, wären solche Chefs viel früher gezwungen, ihr Verhalten zu überdenken. Denn ständig neue Leute anlernen zu müssen ist in nahezu jedem Berufszweig ein Verlustgeschäft. Sollten Angestellte von Ihnen an einer Depression erkrankt sein, heißt das übrigens nicht automatisch, dass Sie ein schlechter Chef sind. Vermutlich ist eher das Gegenteil der Fall, sonst würden Sie sich wohl kaum mit diesem Buch auseinandersetzen.

In diesem Kapitel geht es um eine antrainierte Form des Denkens, welche das Auftreten von Depressionen begünstigt. Das Verharren in einer beruflichen unbefriedigenden Situation dient dabei nur als anschauliches Beispiel. Selbstverständlich gibt es noch viele weitere Lebensbereiche, in denen negatives Denken ebenfalls zu Depressionen führen kann. So verharren Menschen zum Beispiel in Beziehungen, in denen sie schon lange nicht mehr glücklich sind. Wer von vornherein anzweifelt, dass es möglich ist, dauerhaft eine erfüllende Partnerschaft zu führen, geht viel zu früh unnötige Kompromisse ein. Doch auch das ist »nur« ein Denkfehler, allerdings einer mit oft schwerwiegenden Folgen. Solche Denkfehler werde ich übrigens im weiteren Verlauf des Buches »Glaubenssätze« nennen. Woran Sie sicher erkennen können, ob Zweifel am Partner oder am Beruf berechtigt sind oder ob Sie »nur« ein Opfer Ihrer eigenen Glaubenssätze sind, erfahren Sie in Kapitel 3.

Ich kann nichts dafür, ich wurde so erzogen

Diese Aussage höre ich des Öfteren, wenn ich Patienten in meiner Praxis mit ihrem Zweckpessimismus konfrontiere. Auch hierbei handelt es sich jedoch nur um einen Glaubenssatz. Natürlich hat die Art und Weise, wie man erzogen wurde, Einfluss darauf, wie man heute denkt und handelt. Doch glauben Sie allen Ernstes, man könne das nicht verändern? Sicher, so etwas geht nicht von heute auf morgen, aber machbar ist es definitiv, das zeigt die tägliche Arbeit mit unseren Patienten. Und was noch viel wichtiger ist: Es lohnt sich! Denn in Wirklichkeit ist dieser Glaubenssatz nur eine Ausrede, um auch weiterhin untätig sein Leid zu ertragen. Die Botschaft, die eigentlich hinter dieser Aussage steckt, ist folgende:

> »Ich brauche gar nicht erst versuchen, etwas an meinem Denken oder Handeln zu ändern, das steckt viel zu tief in mir drin.«

Je öfter Sie so einen Glaubenssatz wiederholen, umso mehr synaptische Verbindungen bildet Ihr Gehirn, in denen negative Kindheitserinnerungen abgespeichert werden. Das Gefühl, dass einem Eltern, Geschwister, Lehrer oder Mitschüler für immer das Leben versaut haben, wird übermächtig. Später wird dieses Denkmuster auch auf Ex-Partner und ehemalige Arbeitgeber übertragen. Das Gefühl, ohnmächtig dabei zusehen zu müssen, wie andere über Ihr Leben bestimmen, wird immer stärker. Zu toppen ist dieser Teufelskreis jetzt nur noch mit dem Rat:

»Sie müssen das erst aufarbeiten,
bevor es Ihnen besser gehen kann.«

Denn auch die Idee, etwas erst richtig aufarbeiten zu müssen, bevor man damit abschließen und sich weiterentwickeln kann, ist nichts weiter als ein Denkfehler. Nach allem, was Sie bisher über die Neuroplastizität des Gehirns gelernt haben, beantworten Sie sich bitte selbst folgende Frage: Was passiert neuronal in Ihrem Gehirn, wenn Sie fünfzig oder mehr Stunden mit einem Therapeuten darüber reden, was in Ihrer Kindheit alles schiefgelaufen ist?

RICHTIG: Sie haben anschließend noch besseren Zugriff auf alle unangenehmen Erinnerungen und Gefühle, da Sie diese ja stundenlang neuronal neu vernetzt haben. Vielleicht reden Sie im Anschluss nicht mehr mit Ihren Eltern, oder Sie schreiben einem Ex-Partner einen langen Brief und machen Ihrem Ärger mal so richtig Luft. Nur, was ändert das an Ihrem Lebensgefühl? Nichts! Jeder, der so etwas einmal versucht hat, weiß, dass die große Befreiung danach ausbleibt. Stattdessen empfinden Sie Wut oder Resignation, beides keine allzu erstrebenswerten Gefühle.

Dabei ist der Gedanke, etwas aufzuarbeiten und dadurch abschließen zu können, grundsätzlich gar nicht verkehrt. Bei echter Trauer, etwa beim Verlust eines geliebten Menschen durch einen Todesfall, ist dieser Prozess absolut wichtig und hilfreich. Deshalb werde ich auch später in diesem Kapitel noch ausführlich darauf eingehen. Merken Sie sich im Moment nur so viel: Egal wie schlecht und ungerecht Ihre Kindheit verlaufen ist, sie hat ein Gutes: SIE IST VORBEI. Probleme, die Sie im Hier und Jetzt plagen, können Sie auch nur im Hier und Jetzt lösen. Und da Sie dieses Buch bereits bis zu dieser Stelle gelesen haben, haben Sie schon mehr für die aktive Veränderung Ihrer Denkmuster getan, als Ihnen vermutlich bewusst ist. Also bleiben Sie dran, denn auch der Gedanke, dass Veränderung grundsätzlich schwer und langwierig sein muss, ist nur ein Glaubenssatz, der weder wahr noch hilfreich ist.

2.2 Ursache Nr. 2: Zu wenig BDNF-Proteine und zu viel Kynurenin durch mangelnde Bewegung

Sicher kennen Sie den Spruch: »In einem gesunden Körper wohnt ein gesunder Geist.« Schon die alten Römer wussten, dass sich regelmäßige körperliche Betätigung positiv auf das Denken und das allgemeine Wohlbefinden auswirkt. Was uns aber weder die alten Römer noch unsere Hausärzte erzählt haben, ist, WARUM genau das so ist.

Ausreichend körperliche Bewegung ist neben Sonnenlicht und der richtigen Form der Ernährung, auf die ich später noch eingehen werde, ein entscheidender Faktor, um das sogenannte BDNF-Protein zu produzieren. Diese Abkürzung steht für Brain-Derived Neurotrophic Factor. Es handelt sich hierbei um ein Eiweiß, das maßgeblich am Wachstum neuer Gehirnzellen und Synapsen beteiligt ist. Vereinfacht könnte man sagen, das BDNF-Protein ist einer der zentralen Baustoffe unseres Gehirns. Je mehr uns davon zur Verfügung steht, umso besser ist unsere Merk- und Denkfähigkeit. Probleme werden schneller und kreativer gelöst, und es fällt uns leicht, Gelassenheit, Zufriedenheit und Freude zu empfinden. Produziert unser Körper hingegen zu wenig von diesem lebenswichtigen Protein, merken wir das als Erstes an einer nachlassenden Konzentrations- und Merkfähigkeit. Haben wir über einen längeren Zeitraum zu wenig BDNF-Proteine, kommt es vermehrt zu Ängsten, Depressionen[5], Burnout und Schlafstörungen[6]. Selbst eine deutlich erhöhte Anfälligkeit für Alzheimer und Epilepsie konnte mittlerweile mit einem BDNF-Mangel in Verbindung gebracht werden.

In Tierversuchen konnten Wissenschaftler der University of Puerto Rico zudem zeigen, dass eine Anreicherung des BDNF-Proteins im Gehirn dazu führt, dass das Angstgedächtnis regelrecht gelöscht wird[7]. Auch wenn noch weitere Studien diesbezüglich notwendig sind, sehen die Forscher hierin bereits eine große Chance für die zukünftige Behandlung von Menschen mit posttraumatischen Belastungsstörungen.

Doch so lange müssen Sie zum Glück nicht warten, denn es gibt schon heute eine Reihe von Möglichkeiten, wie Sie Ihren BDNF-Spiegel signifikant erhöhen können.

Die RICHTIGE Form der Bewegung

Anfang 2017 verstarb die Mutter eines meiner besten Freunde an den Folgen einer schweren Erkrankung. Kurz vor ihrem Tod nahm sie ihrem Sohn noch das Versprechen ab, dass er nicht länger als nötig um sie trauern dürfe. Das Leben sei zu kostbar, um sich dem Schmerz über etwas hinzugeben, das unvermeidbar sei und früher oder später ohnehin jeden treffen würde.

Die Trauer um einen geliebten Menschen ist eine völlig gesunde und wichtige Reaktion. Erst wenn wir ausreichend Trauerarbeit geleistet haben, kann unsere Psyche den Verlust akzeptieren, und erst dann sind wir auch in der Lage, unsere alltäglichen Aufgaben wieder unbelastet zu erledigen. Wie lange dieser Prozess dauert, ist von Mensch zu Mensch unterschiedlich. Früher galt ein Trauerjahr als angemessen, heute gilt es schon als krankhaft, wenn man länger als sechs Monate trauert. Doch wer bestimmt das? Hängt das nicht in entscheidendem Maße davon ab, wie sehr wir emotional mit einer Person verbunden waren? Nachdem unser Freund nach etlichen Monaten der Trauer das tiefe Bedürfnis hatte, den letzten Wunsch seiner Mutter zu erfüllen, kam er zu mir und stellte folgende Frage:

»Gibt es eine Möglichkeit, meine Psyche dabei zu unterstützen, die Phase der Trauer schneller zu überwinden?«

Da ich zu dieser Zeit bereits für dieses Buch recherchierte, wusste ich um die Wichtigkeit des BDNF-Proteins und dass wir dieses nur produzieren können, wenn wir uns ausreichend bewegen. Also riet ich ihm als Sofortmaßnahme, seine Laufschuhe zu schnappen und jeden Tag wenigstens 30 Minuten im Wald zu joggen. Er befolgte meinen Rat, und tatsächlich konnte er die heilsame Wirkung dieser Maßnahme bereits am dritten Tag deutlich spüren. Nach weiteren drei Wochen täglichen Laufens war seine Trauer nicht nur weitgehend verarbeitet, es stellte sich sogar so etwas wie ein Hochgefühl ein.

Doch dann kam der Regen. Im Sommer 2017 waren die Niederschläge im Norden der Republik dreimal so hoch wie sonst um diese Jahreszeit üblich, und in Berlin, wo auch unser Freund lebte, hatten wir mit sage und schreibe sechs Wochen Dauerregen definitiv den Schwarzen Peter gezogen. Da er dennoch nicht auf sein neues »Heilmittel« verzichten wollte, bestellte er sich kurzerhand ein Laufband und joggte fortan in seiner Wohnung. So konnte er dem miesen Wetter sogar noch etwas Positives abgewinnen, denn nun war er in der Lage, parallel zu seiner Sporteinheit auch noch täglich eine Folge seiner Lieblingsserie auf dem Tablet anzusehen.

Doch obwohl er genauso lange und intensiv lief wie die Wochen zuvor im Wald, verschlechterte sich seine Stimmung wieder zusehends. Der Schmerz über den Verlust seiner Mutter kehrte allmählich zurück, und auch ansonsten fiel es ihm schwerer als zuvor, positiv zu denken. Woran konnte das liegen? Was fehlte beim Laufen in der Wohnung, was in der Natur offensichtlich vorhanden war? Vielleicht das Sonnenlicht? Um diese Vermutung zu überprüfen, besorgten wir zwei große Tageslichtlampen und stellten sie direkt vor sein Laufband. Zumindest bewirkte das Laufen mit Tageslicht, dass es ihm psychisch nicht mehr ganz so schlecht ging, doch ein echtes Hochgefühl, wie er es in der Zeit der Waldläufe erlebt hatte, wollte sich partout nicht mehr einstellen.

Währenddessen recherchierte ich weiter für dieses Buch und arbeitete mich gerade zum wiederholten Male durch die Wirkmechanismen von EMDR und Wingwave, als ich endlich das fehlende Puzzlestück fand. In beiden Therapiemethoden spielt die Bewegung der Augen eine entscheidende Rolle bei der Auflösung psychischer Probleme.

War es möglich, dass die körperliche Bewegung allein nicht ausreichte, sondern auch die Augen sich mitbewegen mussten, um den gewünschten Effekt zu erzielen? Beim Joggen auf dem Laufband waren seine Augen ja immer auf das Tablet mit der TV-Serie gerichtet und der Blick somit eher starr. Beim Laufen in der Natur hingegen wanderte der Blick zwangsläufig hin und her.

Um herauszufinden, ob meine Theorie stimmte, machten wir ein etwas seltsam anmutendes Experiment, und ich kann mich noch gut an den Blick meines Freundes erinnern, als er meine »Apparatur« das erste Mal sah. Halb verwundert, halb amüsiert beobachtete er mich dabei, wie ich vor seinem Laufband eine metallene Schiene aufbaute, auf der sich ein kleiner Wagen samt seinem Tablet über eine Stecke von 1,5 Metern unablässig von einem Ende zum anderen bewegte. Dieser sogenannte Slider war ein Überbleibsel aus meinem früheren Berufsleben als Wissenschaftsjournalist und ursprünglich dazu gedacht, kostengünstig kleinere Kamerafahrten für TV-Beitrage zu realisieren. Nun aber hatte ich ihn zum Therapiegerät umfunktioniert, das dafür sorgte, dass sich während des Laufens auf dem Band nicht nur der Körper bewegte, sondern auch die Augäpfel. Denn während mein Freund lief, bewegte sich auch das Tablet samt seiner Lieblingsserie unablässig hin und her.

Das Ergebnis war verblüffend. Wie schon damals beim Laufen im Wald änderte sich seine Stimmungslage binnen weniger Tage, und das neue Hochgefühl hielt selbst dann noch an, als wir die Tageslichtlampen wieder beiseitestellten. Ganz offensichtlich war die Bewegung der Augen in Kombination mit der körperlichen Bewegung einer der entscheidenden Faktoren, um das Gehirn schnell positiv zu beeinflussen.

Das deckt sich auch mit den Erfahrungen, die die amerikanische Psychologin Francine Shapiro bereits 1987 machte. Während eines Spaziergangs im Parks bemerkte sie, dass depressive Gedanken sich leichter auflösen ließen, wenn ihr Blick beim Gehen von einem Baum zum anderen wanderte. Also kombinierte sie die geführte Augenbewegung mit Elementen bereits bestehender Therapieformen, wie zum Beispiel der Gesprächstherapie, und entwickelte daraus die inzwischen weltweit anerkannte EMDR-Methode. EMDR steht dabei für »Eye Movement Desensitization and Reprocessing« und bedeutet so viel wie: »Desensibilisierung und Aufarbeitung durch Augenbewegung«. Es gilt mittlerweile als erwiesen, dass die Therapie vor allem bei der Behandlung posttraumatischer Belastungsstörungen und depressiver Verstimmungen deutlich schneller zum Erfolg führt als herkömmliche verhaltenstherapeutische Maßnahmen.

Warum Frau Shapiro zwar den Aspekt der Augenbewegung in ihre Therapie übernommen hat, auf die körperliche Bewegung hingegen verzichtete, darüber kann ich nur spekulieren. Vermutlich sollte EMDR sich möglichst leicht in bereits bestehende Therapieabläufe integrieren lassen. Und da diese ja meist in geschlossenen Räumen und in sitzender Position stattfinden, ist es deutlich einfacher, sich nur auf die Augenbewegung zu beschränken.

Bei meinem Ansatz ging es jedoch darum, schnellstmöglich die Produktion des BDNF-Proteins anzukurbeln, damit dem Gehirn genau die Baumaterialien zur Verfügung stehen, die es benötigt, um aus eigener Kraft wieder mehr Lebensfreude generieren zu können. Und dazu schien gerade die Kombination beider Bewegungen, also sowohl der Augen als auch des Körpers, besonders geeignet zu sein.

Der Jakobsweg aus neurophysiologischer Sicht

Je mehr ich darüber nachdachte, wo die Kombination beider Bewegungen besonders häufig vorkam und inwieweit dort auch positive Effekte auf die Psyche zur Tagesordnung gehörten, umso mehr Beispiele fielen mir ein. So ist zum Beispiel das Pilgern über den Jakobsweg letztlich nichts anderes, als sich tagelang zu bewegen und seinen Blick über die Landschaft schweifen zu lassen. Dass man währenddessen auch noch genügend Tageslicht abbekommt und dadurch sein Vitamin-D-Depot wieder auffüllt, ist sicher ein weiterer hilfreicher Aspekt. Genau wie die Möglichkeit, einmal den Alltagsstress hinter sich zu lassen und Zeit und Muße zum Nachdenken zu haben. Doch was, wenn vor allem der rasante Anstieg des BDNF-Proteins während so einer Pilgerreise sowie die daraus resultierende »Grundsanierung« des Gehirns der eigentliche Schlüssel zum Glück war? Immerhin kann ich ja nur neue und bessere Gedanken stabil im Gehirn verankern, wenn der dazu nötige Baustoff, also besagtes Protein, auch vorhanden ist.

Um etwas mehr Gewissheit zu bekommen, führte ich zusätzlich noch eigene Tests durch. Ich fing ebenfalls an, im Wald zu joggen, (die schlimme Regenphase war glücklicherweise vorbei) und ließ meine Blutwerte von einem Speziallabor mehrfach auf ihren BDNF-Spiegel hin überprüfen. Wie erhofft sorgte die Kombination aus Augen- und Körperbewegung für einen signifikanten Anstieg des BDNF-Levels. Durch die zusätzliche Einnahme von Omega-3-Fettsäuren und Zink sowie gelegentliches Sonnenbaden ließen sich die Werte sogar noch weiter erhöhen. Und so erlebte auch ich nach einiger Zeit immer häufiger jenes Hochgefühl, das bei meinem Freund schon zu beobachten war. Doch war das Rezept für mehr Wohlbefinden wirklich so einfach? Müssten dann nicht wesentlich mehr Menschen nur so vor guter Laune sprühen? Aus den Begegnungen in meiner Praxis wusste ich nur zu gut, dass auch die beste biologische Grundlage nur wenig hilft, wenn das Denken sich querstellt. Meine Erfahrung basierte jedoch überwiegend auf der Beobachtung von Menschen mit psychischen Problemen. Unklar war, ob sich die neuen Erkenntnisse auch eins zu eins auf seelisch ausgeglichene Menschen übertragen ließen.

Um diesbezüglich Gewissheit zu bekommen, besuchte ich eine Reihe von Freunden und Bekannten, von denen ich erstens wusste, dass sie schon mal eine Pilgerreise unternommen hatten, und zweitens, dass sie psychisch recht stabil waren. Diese Gespräche führten zu weiteren, sehr interessanten Erkenntnissen.

Selbst das beste Baumaterial hilft nicht, wenn der Architekt keinen Plan hat.

Ich sprach mit insgesamt neun Menschen über ihre Erfahrungen auf der Pilgerreise. Und auch wenn diese Anzahl bei Statistikern nur ein müdes Lächeln hervorruft, konnte ich dennoch wiederkehrende Muster ausmachen, die mir so oder ähnlich auch schon während meiner Praxisarbeit häufiger begegnet waren.

Sechs der neun Personen beschrieben die Zeit der Wanderschaft als überaus wichtige Erfahrung. Sie ermöglichte ihnen, ihre Probleme aus einer anderen Perspektive zu betrachten, wodurch sich auch die Wertung vieler Dinge verschob. Ehemals Belastendes trat in den Hintergrund, und bereits gemachte positive Erfahrungen gewannen wieder an Bedeutung und Kraft. Zudem fiel es ihnen nach ihrer Rückkehr viel leichter als zuvor, einige entscheidende Weichen in ihrem Leben neu zu stellen. Auffallend war, dass alle sechs vor der Reise ein klares Ziel definiert hatten. Einer wollte zum Beispiel sein Angestelltenverhältnis kündigen und sich mit etwas selbstständig machen, das ihn wirklich interessierte.

Eine andere wollte von der Stadt aufs Land ziehen und endlich eine Familie gründen. Was auch immer die sechs sich als Aufgabe mit auf den Weg genommen hatten, am Ende der Reise fanden sie zu einer Lösung, mit der sie zufrieden waren. Das Pilgern war für sie eine Erfahrung, die ihr Leben nachhaltig bereichert hatte.

Hingegen profitierten die verbleibenden drei kaum von der Reise. Eine verfluchte die Idee mit dem Jakobsweg schon am zweiten Tag: zu heiß, zu wenig Komfort und dann auch noch Blasen an den Füßen. Sie brach die Reise vorzeitig ab und buchte sich für den Rest der freigenommenen Zeit in einem Luxusresort ein. Die anderen beiden wollten einfach mal eine Pause von ihren pubertierenden Kindern haben. Der Erholungseffekt der kleinen Auszeit hielt bei allen dreien nur wenige Wochen an. Darüber hinaus empfanden sie die Wanderschaft aber kaum als dauerhafte Bereicherung ihres Lebens. Woran lag das?

Seit der Entdeckung der Neuroplastizität wird immer klarer, dass das Abspeichern gemachter Erfahrungen im Gehirn bestimmten Regeln folgt. Selbst wenn wir genügend gutes Baumaterial (sprich BDNF-Protein) zur Verfügung haben, um damit viele neue synaptische Verbindungen entstehen zu lassen, so entscheidet dennoch unser »Plan«, was daraus gebaut wird. So wie ein schlechter Architekt selbst aus den besten Steinen noch ein hässliches Haus errichten kann, so bildet auch unser Gehirn nur die synaptischen Verbindungen, die wir in Gedanken vorbereiten. Dementsprechend kamen auch sechs der Befragten mit mehr Gelassenheit, Zuversicht, Mut und Zufriedenheit von ihrer Pilgerreise zurück, weil sie zuvor festgelegt hatten, welche Entscheidungen sie während der Wanderschaft treffen wollten. Die übrigen drei hatten keinen solchen Plan, sondern wollten einfach nur eine Zeit lang ihrem Alltagsstress entfliehen.

Übertragen auf die Behandlung von Depressionen, lässt sich daraus folgender Schluss ziehen: Wer nur anfängt zu laufen, um die Depression loszuwerden, wird dadurch nicht zwangsläufig gesund. Um von einer Erhöhung des BDNF-Levels in vollem Umfang profitieren zu können, dürfen Sie vorher ein paar vernünftige Ziele definieren. Sie könnten zum Beispiel planen, sich von einer Beziehung zu verabschieden, die Sie schon lange nicht mehr glücklich macht. Ein weiteres mögliches Ziel könnte sein, sich um einen Job zu bemühen, der Ihnen wirklich Spaß macht. Oder Sie könnten sich vornehmen, alle Medikamente, die Sie derzeit einnehmen, dahingehend überprüfen zu lassen, ob Sie sie wirklich brauchen. Dazu sollten Sie allerdings zu einem anderen Arzt gehen als zu dem, der sie Ihnen verschrieben hat.

Bei alldem geht es übrigens NICHT darum, sofort die passende Lösung vor Augen zu haben. Die kann das Gehirn ohnehin erst finden, wenn es wieder genügend BDNF zur Verfügung hat. Vielmehr geht es darum, frühzeitig die Weichen dafür zu stellen, dass jedes einzelne Protein, das Sie sich fortan durch mehr Bewegung erarbeiten, auch wirklich da eingesetzt wird, wo es maximal positiven Nutzen bringt.

Kynurenin – Gift fürs Gehirn

Wie bereits erwähnt, reicht die Fokussierung auf nur eine Ursache, egal ob sie psychischer oder biochemischer Natur ist, in der Regel nicht aus, um das komplexe Krankheitsbild einer Depression zu begreifen oder gar zu heilen. So ist auch das BDNF-Protein nur einer von vielen Bausteinen, die Sie benötigen, um wieder ganz gesund zu werden. Ein weiterer Baustein ist ein anderes Protein mit dem etwas umständlichen Namen PGC-1α1, das ebenfalls in erster Linie dadurch hergestellt wird, dass wir unsere Muskeln ausreichend bewegen.

Dieses Protein verändert eine Aminosäure namens Kynurenin in unserem Körper so, dass diese nicht mehr die Blut-Hirn-Schranke überwinden kann. Das ist auch gut so, denn zu viel Kynurenin im Gehirn verändert die Funktion unserer Nervenzellen und löst dadurch nachweislich Depressionen aus[8]. Selbst Alzheimer und Schizophrenie werden mittlerweile mit einem Überschuss dieser Aminosäure in Verbindung gebracht[9].

Doch alldem können Sie vorbeugen, indem Sie durch regelmäßigen Sport dafür sorgen, dass Ihre Muskulatur genügend von jenem Protein produziert, das Kynurenin unschädlich macht. Es stimmt also gleich in mehrfacher Hinsicht, dass in einem gesunden Körper auch ein gesunder Geist steckt.

Übrigens: Mittlerweile gilt es als erwiesen, dass ein zu hoher Kynureninspiegel ursächlich mit einer Entzündung im Körper in Verbindung steht. Inwieweit Entzündungen auch sonst als Auslöser von Depressionen infrage kommen, dazu später noch mehr.

2.3 Ursache Nr. 3: Häufige Nebenwirkungen gängiger Medikamente

Bei meiner Frau wurde vor 15 Jahren Hashimoto diagnostiziert. Diese Autoimmunerkrankung zerstört die Schilddrüse im Laufe der Zeit so sehr, dass diese nicht mehr in der Lage ist, eine Reihe von lebenswichtigen Hormonen herzustellen. Als wir uns kennenlernten, war sie bereits seit fünf Jahren auf die Einnahme des synthetischen Schilddrüsenhormons Thyroxin angewiesen. Wir waren schon fast ein halbes Jahr zusammen, als ich mehr durch Zufall entdeckte, wie sehr die Stimmung meiner Partnerin von der Einnahme dieses Medikaments abhing. Schon am Vormittag war mir aufgefallen, dass sie bedrückt wirkte, was irgendwie so gar nicht zur Fröhlichkeit passte, mit der wir die vorangegangenen Tage verbracht hatten. Auf meine Frage, ob irgendetwas nicht stimme, schüttelte sie nur den Kopf und meinte: »Alles in Ordnung.«

Am frühen Nachmittag, wir saßen bei bestem Wetter in unserem Lieblingsbiergarten und unterhielten uns angeregt, wurde sie plötzlich immer nachdenklicher und wortkarger. Noch bevor ich erneut fragen konnte, was denn nicht stimme, hielt sie abrupt inne und fing an, ihre Handtasche zu durchwühlen. Sie förderte ein kleines Döschen mit Tabletten zutage, blickte hinein und sagte erleichtert: »Alles klar!« Offensichtlich hatte sie vergessen, ihre tägliche Dosis Thyroxin einzunehmen. Rasch nahm sie die Tablette ein, und keine 30 Minuten später saß ich wieder mit einer fröhlichen und ausgeglichenen Frau am Tisch, ganz so, als sei nie etwas gewesen.

Thyroxin ist nur eines von vielen Medikamenten, das mit dem Auftreten seelischer Probleme in Verbindung steht. Laut einer Studie der University of Illinois führen über 200 häufig verwendete Medikamente Depression als mögliche Nebenwirkung auf[10]. Ziel der Forscher war es herauszufinden, wie häufig diese Nebenwirkung tatsächlich auftritt. Zudem überprüften sie, wie sehr die Gefahr einer möglichen Depression sich erhöht, wenn nicht nur eines, sondern gleich mehrere dieser Medikamente eingenommen werden. Zu diesem Zweck werteten sie die Daten von rund 26 000 Patienten über einen Zeitraum von zehn Jahren hinweg aus. Dabei konnte eindeutig nachgewiesen werden, dass Depressionen umso häufiger auftraten, je mehr »verdächtige« Präparate gleichzeitig eingenommen wurden.

Und es war absolut keine Seltenheit, dass Patienten gleich zwei oder drei dieser Medikamente verordnet bekommen hatten. Immerhin handelte es sich größtenteils um sehr gängige Präparate, wie zum Beispiel Blutdruckmedikamente, Antibiotika, Mittel gegen Sodbrennen oder auch die Antibabypille.

Wenn man jetzt noch bedenkt, wie oft Bluthochdruck, Magenprobleme sowie Dutzende weiterer körperlicher Probleme nachweislich psychosomatische Auslöser haben, dann wird einmal mehr klar, warum so viele Krankengeschichten sich über Jahre oder gar Jahrzehnte hinziehen. Wer statt der psychischen Auslöser nur die organischen Symptome behandelt, verzögert nämlich nicht nur seine Heilung. Er nimmt auch das Auftreten weiterer Probleme in Kauf, da er häufig Medikamente bekommt, die er eigentlich gar nicht benötigt. Nehmen wir deswegen ein paar der gängigsten Medikamente etwas genauer unter die Lupe – und wer weiß, vielleicht können Sie ja schon jetzt den ein oder anderen »Tatverdächtigen« identifizieren.

Thyroxin

Nicht nur in Deutschland, auch weltweit zählt das synthetisch hergestellte Schilddrüsenhormon Thyroxin zu den fünf am meisten verbreiteten Medikamenten überhaupt[11]. Dennoch wissen Menschen oft über Jahre hinweg nicht, dass ihre Schilddrüse nicht mehr so arbeitet, wie es nötig wäre, um leicht und gelassen durchs Leben zu gehen. Und selbst wenn ein Endokrinologe bei Ihnen ein Schilddrüsenproblem diagnostiziert hat und Sie medikamentös eingestellt wurden, heißt das noch lange nicht, dass Sie wirklich die richtige Dosis erhalten. Wie kann das sein? Für gewöhnlich überprüft ein Schilddrüsenexperte einmal im Jahr, welche Dosis an Schilddrüsenhormonen für Sie die geeignete ist, und legt fest, wie Sie diese über den Tag verteilt einnehmen sollen. Wie viel davon Sie tatsächlich brauchen, variiert jedoch stark und hängt unter anderem auch davon ab, wie stressig Ihr Alltag gerade ist.

Sie können das gut mit dem Kraftstoffverbrauch eines Autos vergleichen. Fahren Sie mit konstant 90 Stundenkilometern auf der Landstraße, verbraucht Ihr Wagen vielleicht nur sieben Liter Sprit auf 100 Kilometer. Rasen Sie aber mit 180 über die Autobahn, erhöht sich der Verbrauch schnell auf das Doppelte. Nicht anders verhält es sich mit Schilddrüsenhormonen. Je mehr Stress Sie haben, umso mehr dieser Hormone brauchen (und verbrauchen) Sie für Ihr seelisches Gleichgewicht.

Doch spiegelt der Zeitpunkt, zu dem Ihre Medikamentendosis festgelegt wird, immer Ihren tatsächlichen Bedarf wider? Wohl kaum. Wer zum Beispiel unmittelbar nach einem erholsamen Urlaub zum Arzt geht, um seinen Thyroxinbedarf ermitteln zu lassen, dessen Blutbild wird höchstwahrscheinlich falsche Werte liefern. Denn Sie haben ja während des Urlaubs wesentlich mehr von diesem Medikament eingenommen, als Sie in entspannter Atmosphäre tatsächlich verbraucht haben. Fragt der Arzt nicht zufällig nach, ob Sie gerade eine besonders stressfreie Zeit hinter sich haben, wird er Ihre Tagesdosis nach unten korrigieren, da Sie scheinbar aktuell zu viel Thyroxin nehmen. Doch der nächste Urlaub ist womöglich in weiter Ferne, und während Sie wieder Ihrer täglichen Arbeit nachgehen, geraten Sie von Tag zu Tag mehr in die hormonelle Unterversorgung. Wird dieser Fehler nicht rechtzeitig erkannt, geht Ihre Stimmung mehr und mehr in den Keller und endet womöglich in einer depressiven Verstimmung.

Hatten Sie hingegen eine außergewöhnlich aufreibende Woche hinter sich, bevor Ihr aktueller Bedarf an Schilddrüsenhormonen ermittelt wurde, zeigt Ihr Blutbild eine scheinbare Unterversorgung. Das ist auch richtig, denn tatsächlich hätten Sie in der stressigen Zeit ein wenig mehr von Ihren Tabletten gut vertragen. Aufgrund dieser kurzzeitigen Mehrbelastung die tägliche Dosis gleich für ein ganzes Jahr zu erhöhen ergibt jedoch ebenfalls keinen Sinn und ist zudem durchaus gefährlich. Denn dadurch laufen Sie ständig auf Hochtouren, kommen kaum mehr zur Ruhe und werden vermutlich auch deutlich schlechter schlafen. Die Wahrscheinlichkeit, über kurz oder lang im Burnout zu landen, steigt nun dramatisch an.

Meine Frau ist mittlerweile auf natürliche Schilddrüsenhormone vom Schwein umgestiegen, weil sie diese besser verträgt als die synthetisch hergestellten. Zudem variiert sie ihre Tagesdosis abhängig davon, wie anstrengend der Tag verläuft. Selbst den empfohlenen Zeitpunkt der Einnahme hat sie verändert, um ihrem wahren Bedarf gerechter zu werden. Mit dieser sehr individuellen Art der Einnahme geht es ihr deutlich besser als mit der alten Medikation.

Doch Vorsicht: Da weder meine Frau noch ich Endokrinologen sind, können und dürfen wir Ihnen an dieser Stelle nicht raten, wie und wann Sie Ihre Medikamente sinnvollerweise einsetzen. Um Sie dennoch mit dieser schweren Entscheidung nicht alleinzulassen, haben wir für Betroffene die kostenlose Webseite www.Hilfe-bei-Hashimoto.de ins Leben gerufen. Hier finden Sie eine Liste mit Ärzten und Heilpraktikern, die sich auf diese Thematik spezialisiert haben und mit denen unsere Patienten bereits gute Erfahrungen gemacht haben.

Blutdrucksenker

Sowohl Betablocker als auch Calciumantagonisten wirken blutdrucksenkend und gehören zu den meistverordneten Medikamenten weltweit. Doch bedauerlicherweise verdoppeln beide Wirkstoffgruppen die Wahrscheinlichkeit, an einer Depression zu erkranken. Zu diesem Ergebnis kamen Wissenschaftler der Universität Glasgow[12]. Unter Leitung von Dr. Sandosh Padmanabhan wurden dafür fünf Jahre lang bei über 140 000 Patienten die Nebenwirkungen verschiedener Blutdrucksenker dokumentiert.

Da der negative Effekt auf die Psyche jedoch im Durchschnitt erst 2,3 Jahre nach Beginn der Medikation so stark wurde, dass er stationär behandelt werden musste, ist es sowohl für Betroffene als auch für behandelnde Ärzte gar nicht so einfach, sofort einen Zusammenhang zwischen den Medikamenten und dem Auftreten einer Depression zu erkennen.

Deshalb mein Rat an Sie: Sollten Sie schon längere Zeit Betablocker oder Calciumantagonisten einnehmen und den Verdacht haben, dass Ihre Psyche mit dieser Medikation nicht zurechtkommt, sprechen Sie Ihren Arzt darauf an. Unter Umständen besteht ja die Möglichkeit, auf ein anderes Medikament, wie zum Beispiel einen ACE-Hemmer, umzusteigen. Sofort mit Psychopharmaka gegen die Depression anzugehen sollte hingegen das letzte Mittel Ihrer Wahl sein. Denn auch Antidepressiva sind bekannt dafür, zum Teil heftige Nebenwirkungen zu haben. Bevor Sie also riskieren, durch weitere Medikamente noch tiefer in ein seelisches Tief abzutauchen, prüfen Sie erst, ob die eigentliche Ursache für das Stimmungstief vielleicht doch nur eine Medikamentenunverträglichkeit ist.

Antidepressiva

Acht Prozent aller Europäer und zehn Prozent aller Amerikaner nehmen regelmäßig Antidepressiva ein. Dennoch darf bis auf eine einzige Ausnahme kein einziges modernes Antidepressivum aus der SSRI-Reihe (selektive Serotonin-Wiederaufnahmehemmer) bei Kindern oder Jugendlichen eingesetzt werden. Und das aus einem äußerst beängstigenden Grund: In diesem Fall würde sich das Risiko verdoppeln, dass die Betroffenen Selbstmord begehen[13].

Dennoch versuchen Pharmakonzerne immer wieder, solche Ergebnisse zu vertuschen[14]. So wurde der britische Arzneimittelhersteller GlaxoSmithKline im Jahr 2012 zu einer Strafe von drei Milliarden US-Dollar verurteilt, weil er negative Testergebnisse zweier Antidepressiva sowie eines Diabetes- und eines Asthmamittels verheimlicht hatte. Und das ist bei Weitem kein Einzelfall. Die Summe der Strafen, die diverse Pharmakonzerne für all die Lügen bezahlen mussten, derer sie bereits überführt wurden, liegt alleine in den letzten 20 Jahren bei über 30 Milliarden US-Dollar. Gesundes Misstrauen gestehe ich an dieser Stelle selbst Zweckpessimisten zu.

Was mich ebenfalls sehr nachdenklich gemacht hat, ist eine Studie der Harvard Medical School in Boston[15]. Demnach klagen knapp 29 Prozent aller jungen Assistenzärzte in den Vereinigten Staaten über Depressionen oder zumindest depressive Symptome. Wenn eine Personengruppe, die besonders schnell und einfach Zugang zu Psychopharmaka hat, dreimal häufiger unter Depressionen leidet als der Durchschnittsamerikaner, was sagt das dann über die Wirkmechanismen dieser Medikamente aus?

Solche Fakten stellen viele Ärzte allerdings vor ein ernsthaftes Problem. Zusätzlich zu den seelischen Problemen, mit denen sie überdurchschnittlich oft selbst zu kämpfen haben, fehlt es ihnen an Alternativen, mit denen sie ihre Patienten oder sich selbst behandeln könnten. Würden sie bei Depressionen, Burnout oder einer Angststörung keine Antidepressiva mehr verschreiben, bliebe ihnen häufig nichts anders übrig, als zu sagen: »Tut mir leid, aber ich kann Ihnen mit meinen Mitteln nicht weiterhelfen.« Das jedoch passt in keiner Weise zu dem Selbstverständnis, mit dem Ärzte heute ausgebildet werden. Und auch wenn es vielleicht gerade den Anschein erwecken mag: Die vorangegangenen Zeilen richten sich explizit NICHT gegen Ärzte. Diese wollen ihren Patienten ja nach bestem Wissen helfen, können jedoch auch nur das verschreiben, was vorhanden ist. Deshalb sind Antidepressiva neben Lithium, das bei bipolaren Störungen eingesetzt wird, für viele nach wie vor die einzige Option. Nicht weil sie besonders gut sind, sondern schlicht, weil es an Alternativen mangelt.

Fakt ist jedoch, dass wir immer noch nicht genau wissen, wie Antidepressiva (oder auch Lithium) im Gehirn wirken. Insofern behandeln wir unser Gehirn wie ein technischer Laie einen Fernsehapparat. Fängt das Bild an zu flackern, klopfen wir auf das Gerät. Mit etwas Glück fängt sich das Bild wieder, und wir können weiter unseren Film ansehen. Zwar wissen wir nicht, was unsere Schläge (also die Antidepressiva) im Gerät genau bewirken, aber da wir scheinbar keine Alternativen haben, prügeln wir weiterhin munter drauflos.

Dass der Fernseher dadurch nicht repariert wird, sollte jedem klar sein, ebenso die Tatsache, dass mit jedem weiteren Schlag die Gefahr steigt, zusätzliche Schäden an der Elektronik zu verursachen.

Hormontherapien für Frauen in den Wechseljahren

So lange wie möglich fit zu bleiben ist seit jeher ein Traum der Menschheit. Doch je älter wir werden, umso weniger produziert unser Körper bestimmte Hormone. Etwa jede zehnte Frau in Deutschland versucht deshalb während der Wechseljahre, mit Hormonpräparaten ein wenig gegenzusteuern. Allerdings ist diese Hormonersatztherapie nach wie vor äußerst umstritten[16]. Was hingegen unstrittig ist, sind die häufig auftretenden Nebenwirkungen. So kann zum Beispiel die Gabe von Progesteron zu Abgeschlagenheit, Schwindel, Kopfschmerzen und depressiven Verstimmungen führen. Außerdem besteht auch eine nicht unerhebliche Wechselwirkung mit Alkohol. Wenn Sie zwei Stunden vor oder nach der Hormoneinnahme ein Glas Wein oder Sekt trinken, dann können Sie sich unter Umständen so benebelt und schwindelig fühlen, als hätten Sie eine ganze Flasche geleert.

Auch Östrogen ist bekannt für eine Reihe unangenehmer Nebenwirkungen. Dazu zählen Übelkeit, Beinkrämpfe, Gewichtszunahme (vor allem um die Körpermitte), Brustschmerzen, Kopfschmerzen und natürlich ebenfalls Depressionen. Hier gilt ebenso: Je mehr verdächtige Präparate Sie dauerhaft einnehmen, umso höher wird die Wahrscheinlichkeit, dass Sie unter einer dieser Nebenwirkungen leiden. Wenn Sie also zum Beispiel auf synthetische Schilddrüsenhormone angewiesen sind, zusätzlich Blutdrucksenker nehmen und dann noch mit Hormonen gegen die Beschwerden der Wechseljahre vorgehen, sollte Ihnen eines bewusst sein: Ihre seelischen Probleme könnten in dieser kombinierten Medikation überhaupt erst ihren Ursprung haben. Jetzt noch zusätzlich

Antidepressiva zu nehmen wäre somit nichts anderes, als Öl ins Feuer gießen.

Egal ob Mann oder Frau, wie sehr unser Wohlbefinden von Hormonen gesteuert wird, weiß jeder, der einmal unsterblich verliebt war oder unter Liebeskummer gelitten hat. Doch nicht nur wenn wir jung sind, auch im fortgeschrittenen Alter ist ein ausgeglichener Hormonhaushalt eine Grundvoraussetzung für ein zufriedenes und energiegeladenes Leben. Und genau diese Ausgeglichenheit lässt sich häufig auch ganz ohne Medikamente erreichen, und zwar mit viel Bewegung und der richtigen Ernährung. Dabei gilt: Erst wer weiß, was er wirklich verträgt und was nicht, kann seine Essgewohnheiten so umstellen, dass viele Medikamente überflüssig werden. Deswegen werde ich auf dieses Thema etwas später noch ausführlich eingehen.

Antibabypillen

Auch bei der Antibabypille kommen Hormone zum Einsatz. Je nach Präparat kann das nur ein Hormon oder auch eine Kombination mehrerer Hormone sein. Unter diesen ist besonders das Gestagen »Levonorgestrel« bekannt für seine depressiv machende Wirkung[17]. Es kommt in vielen moderneren Pillen, Hormonspiralen, der »Pille danach«, aber auch bei der Hormonersatztherapie zum Einsatz.

Mittlerweile fordert sogar die Europäische Arzneimittel-Agentur (EMA), dass Anbieter hormoneller Verhütungsmittel auf dem Beipackzettel als mögliche Nebenwirkungen Depressionen sowie ein eventuell erhöhtes Suizidrisiko aufführen. Ausschlaggebend dafür war eine 2017 veröffentlichte Studie der Universitätsklinik Kopenhagen[18]. Fazit der Studie, bei der die Daten von rund 475 000 Frauen ausgewertet wurden: Die Verwendung hormoneller Verhütungsmittel verdoppelt bei Frauen das Risiko eines Selbstmordversuches. Das Risiko, sich aufgrund von Depressionen tatsächlich das Leben zu nehmen, war sogar dreimal so hoch wie bei Frauen, die nicht hormonell verhüteten.

Da jedes zusätzlich eingenommene Medikament, das ebenfalls zu Depressionen führen kann, die Wahrscheinlichkeit, depressiv zu werden, abermals erhöht, könnte für Sie unter Umständen folgende Vorgehensweise sinnvoll sein: Verzichten Sie testweise für wenigstens sechs Wochen auf hormonelle Verhütungsmittel. Beobachten Sie während dieser Zeit, inwieweit Ihre Stimmung sich verbessert. Zusätzlich können Sie mit Ihrem Arzt weitere Medikamente dahingehend überprüfen, ob sich nicht eine unbedenklichere Alternative findet. Falls Ihr Arzt Sie diesbezüglich nicht unterstützen möchte, zögern Sie bitte nicht, einen anderen Mediziner aufzusuchen. Es geht um nicht weniger als Ihre Gesundheit. Nur ein Arzt, der sich der Wechselwirkung verschiedener Medikamente voll bewusst ist und der sich auch die nötige Zeit nimmt, um die passende Medikation für Sie zu finden, ist der richtige.

Ein Fallbeispiel: Frau L. kam im Februar 2018 zu uns in die Praxis, um etwas gegen ihre Ängste zu unternehmen. Der Gedanke, vielleicht nie wieder gesund zu werden, raubte ihr mittlerweile fast jede Nacht den Schlaf. Frau L. war 36 Jahre alt, verheiratet und Mutter von zwei Söhnen im Alter von fünf und zwei Jahren. Da ihr Mann voll berufstätig war und sie sich alleine um den Haushalt und die Kinder kümmerte, war ihre größte Angst, dass sie eventuell bald nicht mehr in der Lage sein könnte, angemessen für die beiden da zu sein. Denn seit gut einem Jahr hatten ihr wiederkehrende depressive Phasen nahezu jegliche Lebensenergie geraubt. Inzwischen nahm sie bereits das dritte Antidepressivum ein, weil die ersten beiden außer einer deutlichen Gewichtszunahme keinerlei Wirkung gezeigt hatten.

Beim Erstgespräch erzählte sie mir, dass ihr erster Sohn mit einem Herzfehler auf die Welt gekommen war und sie sein erstes Lebensjahr mehr im Krankenhaus verbracht hatten als zu Hause.

In dieser Zeit begann Frau L., auf Anraten ihres Hausarztes hin, Betablocker einzunehmen, da sie häufig unter Bluthochdruck litt. Diese Medikation setzte Sie auch während und nach ihrer zweiten Schwangerschaft fort. Nachdem der zweite Sohn kerngesund zur Welt gekommen war und das Ehepaar L. keine weiteren Kinder wollte, ließ sie sich zur Verhütung eine Hormonspirale einsetzen. Etwa einen Monat später begann die erste depressive Phase.

Ich erklärte Frau L., dass sie gleich drei Medikamente einnahm, die potenziell als Auslöser der Depression infrage kamen. Da die Betablocker in einer Lebensphase verschrieben worden waren, in der sie permanent Angst um ihr schwer krankes Kind gehabt hatte, diese Sorgen aber nun glücklicherweise der Vergangenheit angehörten, riet ich ihr, diese Medikation als Erstes überprüfen zu lassen. Sie sollte mit ihrem Arzt klären, ob die Tabletten nicht reduziert oder sogar ganz abgesetzt werden konnten. Nachdem dieser seine Zustimmung gegeben hatte, schlich sie das Medikament innerhalb von drei Monaten schrittweise aus, und die anschließende Kontrolluntersuchung ergab, dass sie tatsächlich vollständig darauf verzichten konnte.

Parallel dazu setzte sie auch das dritte Antidepressivum ab, da dieses ebenfalls keinerlei positive Wirkung gezeigt hatte. Auch hier reduzierte sie die Dosis alle vier Wochen jeweils um die Hälfte, bis sie nach zwölf Wochen ganz darauf verzichten konnte. Die depressiven Verstimmungen wurden in dieser Zeit bereits deutlich schwächer, und auch der Schlaf verbesserte sich allmählich, dennoch war Frau L. mit dem Ergebnis noch nicht ganz zufrieden. Also ließ sie auch noch die Hormonspirale entfernen, und tatsächlich verschwand die Depression bereits 14 Tage nach dem Eingriff vollständig.

Die Polypharmazie, also das Einnehmen vieler verschiedener Medikamente, wird mittlerweile von immer mehr Medizinern äußerst kritisch gesehen. Denn die Wechselwirkungen, die daraus entstehen können, begünstigen nicht nur das Auftauchen von Depressionen. Auch viele andere Probleme, sowohl körperlicher als auch psychischer Natur, werden unmittelbar damit in Verbindung gebracht. Ihren behandelnden Arzt trifft dabei allerdings keine Schuld. Es gibt nämlich bis heute keine einzige verbindliche Medikationsplattform, auf der sowohl Kliniken als auch Haus- und Fachärzte ihre Verordnungen eintragen könnten. Rezepte von Kassenärzten verschwinden in Apothekenverrechnungsstellen, und Privatrezepte gehen zurück an den Patienten. Somit ist es für einen Arzt nahezu unmöglich, einen vollständigen Überblick darüber zu bekommen, wer welche Medikamente seit wann einnimmt. Umso wichtiger ist deshalb, dass Sie sich selbst diesen Überblick verschaffen und Ihren behandelnden Arzt darüber informieren.

Magentabletten

Unser Magen ist eines der wichtigsten Messinstrumente, wenn es darum geht, festzustellen, ob wir noch auf dem richtigen Weg sind oder ob wir uns permanent etwas vormachen und die Warnungen unseres Körpers ignorieren. Dauerstress schlägt wortwörtlich »auf den Magen«. Nicht umsonst ist der Volksmund voll von Umschreibungen, die allesamt darauf hinweisen, dass unangenehme Situationen einen direkten Einfluss auf unsere Verdauung haben. Hier ein paar Beispiele:

- Das muss ich erst mal verdauen.
- Da dreht sich einem ja der Magen um.
- Das liegt mir schwer im Magen.
- Das stößt mir sauer auf.
- Es ist zum Kotzen.

Doch anstatt darüber nachzudenken, was einem da so auf den Magen schlägt, stellen viele dieses lebenswichtige Warnsystem mit Tabletten ruhig. Und das nur, um auch weiterhin nicht auf das Bauchgefühl hören zu müssen und stattdessen Dinge wie diese zu tun:

- zu viel rauchen, trinken und ungesund essen
- weiterhin Überstunden leisten, ohne dafür Lob oder zumindest Anerkennung zu bekommen
- weiterhin liebevoll zu einem Partner sein, der diese Liebe kaum erwidert
- unermüdlich ein Elternteil pflegen, ohne Dank zu erhalten
- sich weiterhin für alles und jeden verantwortlich fühlen, während andere gar nicht mitbekommen, wie es einem geht

Wäre es stattdessen nicht klüger, einmal in sich zu gehen und darüber nachzudenken, welche Denkfehler einen dazu veranlasst haben, derart lieblos mit sich selbst umzugehen? Magentabletten lösen dieses Grundproblem, das viele Menschen mit Burnout oder Depression haben, jedenfalls nicht. Ganz im Gegenteil, wer regelmäßig Präparate wie zum Beispiel Omeprazol oder Pantoprazol schluckt, der verschärft seine Probleme zusätzlich. Wie Mediziner jetzt herausgefunden haben, kann die dauerhafte Einnahme dieser Medikamente nämlich einen gefährlichen Vitamin-B12-Mangel auslösen[19].

Die Folgen sind zum Beispiel Müdigkeit, Blutarmut, kalte Hände und Füße, Konzentrationsstörungen sowie eine erhöhte Anfälligkeit für Demenz und Psychosen. Da das Vitamin zudem wichtig für die Entwicklung und den Schutz unserer neuronalen Netzwerke im Gehirn ist, besteht bei einem länger anhaltenden B12-Mangel natürlich auch die Gefahr von Depressionen. Vonseiten der Hersteller angemessen auf solche Gefahren hingewiesen zu werden, ist indes eher unwahrscheinlich. Immerhin erzielen sie weltweit einen Jahresumsatz von 26 Milliarden Euro mit solchen Medikamenten, Tendenz steigend.

Asthmamedikamente

Der Wirkstoff Montelukast, der in Asthmamedikamenten wie zum Beispiel Singulair oder Montelubronch, aber auch in zahlreichen Nachahmerprodukten zum Einsatz kommt, wird ebenfalls mit einer erhöhten Anfälligkeit für Depressionen in Verbindung gebracht. Laut einer 2017 veröffentlichten Studie führt die Einnahme zudem vor allem bei Kindern zu deutlich aggressiverem Verhalten sowie zu vermehrt auftretenden Albträumen[20].

Weitere Nebenwirkungen waren zum Beispiel Angstzustände, Schlafstörungen, Halluzinationen, Selbstmordgedanken und Schwindel. Das ist auch nicht weiter verwunderlich, denn der Wirkstoff Montelukast ist bei bestimmten Darreichungsformen in der Lage, die Blut-Hirn-Schranke zu überwinden. Diese lebenswichtige Barriere zwischen Blut und Nervengewebe schützt unser Gehirn vor schädlichen Substanzen und gewährleistet so eine störungsfreie Signalübertragung. Wird sie von Stoffen durchdrungen, die in unserem Gehirn »eigentlich« nichts zu suchen haben, hat das meist üble Folgen.

Antibiotika

Antibiotika sind Fluch und Segen zugleich. Auf der einen Seite helfen sie uns dabei, eine Menge gefährlicher Krankheiten zu überstehen, auf der anderen Seite sind sie bekannt für eine Vielzahl unangenehmer Nebenwirkungen. Sie schädigen die Darmflora, führen häufig zu Übelkeit und Kopfschmerzen, und auch die Psyche kann ordentlich in Mitleidenschaft gezogen werden. Vor allem vor Antibiotika aus der Gruppe der Fluorchinolone warnen Experten schon länger[21]. Medikamente wie zum Beispiel Norfloxacin, Ciprofloxacin, Moxifloxacin oder Levofloxacin können bereits nach wenigen Tabletten diverse körperliche Probleme sowie Angst- und Panikattacken verursachen. Da diese Nebenwirkungen teilweise noch Monate nach Absetzen der Medikamente anhalten, können sich vor allem aus den so entstandenen Angststörungen im Laufe der Zeit auch Depressionen entwickeln. Deshalb mein Rat an Sie: Verwenden Sie Antibiotika nur dann, wenn es wirklich nicht anders geht. Sosehr sie bei schweren Erkrankungen ein Segen sein können, so gefährlich sind sie auch, wenn man sie wegen jeder Kleinigkeit einsetzt.

Cortison

Cortison ist heute aus der ärztlichen Praxis kaum noch wegzudenken. Seine entzündungshemmende Wirkung wird vor allem von Patienten mit Rheuma, Atembeschwerden oder allergischen Hautreaktionen sehr geschätzt. Doch gerade bei hohen Dosierungen oder der Verwendung über einen längeren Zeitraum hinweg, werden immer wieder auch negative Effekte beobachtet. Dazu zählen neben Bluthochdruck, Diabetes und Osteoporose auch Psychosen, Manien, Wortfindungsstörungen und Depressionen[22].

Deshalb lohnt es sich auch hier, nach den wahren Ursachen der körperlichen Probleme zu suchen, anstatt nur die Symptome zu behandeln. So hatten wir zum Beispiel vor einiger Zeit eine junge Frau in der Praxis, die zusätzlich zu ihrer Depression auch noch mit einer besonders schlimmen Form der Neurodermitis zu kämpfen hatte. Beim Erstgespräch gab sie an, dass die depressiven Symptome etwa zwei Wochen nach Beginn der Cortisontherapie gegen die Neurodermitis angefangen hatten. Die Hauterkrankung wiederum hatte sich bereits zwei Jahre zuvor, während ihres Studiums, schleichend entwickelt.

Als ich sie fragte, ob sie während dieser Zeit unter Stress litt, berichtete sie von einer überaus anstrengenden Masterarbeit, die sie voll und ganz in Beschlag genommen hatte. Alles, was bis dahin einen Großteil ihres Lebens ausgemacht hatte – Zeit mit Freunden verbringen, regelmäßiger Sport sowie eine gesunde und ausgewogene Ernährung–, sei in jener Zeit auf der Strecke geblieben. Zwar treibe sie jetzt wieder regelmäßig Sport, und auch mit ihren Freunden verbringe sie wieder viel Zeit, doch an der Ernährung hapere es nach wie vor. Seit der Masterarbeit stopfe sie Unmengen an »Süßkram« in sich hinein. Es sei wie eine Sucht: Ohne Schokoriegel und Softdrinks komme sie kaum über den Tag.

Nachdem ich sie über die möglichen Nebenwirkungen von Cortison und Zucker aufgeklärt hatte, vereinbarten wir, dass sie testweise für vier Wochen auf jeglichen Zucker verzichten solle und wir uns anschließend erneut treffen würden, um das weitere Vorgehen zu besprechen.

Als die junge Frau einen Monat später zum vereinbarten Termin in die Praxis kam, erkannte ich sie kaum wieder. Sie hatte sichtbar an Gewicht verloren, die Neurodermitis war bis auf wenige kleine Stellen verschwunden, und auch ihre Stimmung war deutlich besser. Es war offensichtlich, dass der Zuckerverzicht nicht nur ihrem Körper guttat, sondern auch einen positiven Effekt auf die Psyche hatte. Als Nächstes verzichtete sie auf das Cortison, wodurch sich ihre Stimmung abermals verbesserte. Mittlerweile lebt sie seit knapp einem Jahr weitgehend zuckerfrei. Ab und an erlaubt sie sich zwar noch etwas Süßes, aber von einer regelrechten Sucht, wie ein Jahr zuvor, kann nicht mehr die Rede sein. Die Depression war übrigens, zehn Wochen nachdem sie auch noch das Cortison abgesetzt hatte, vollständig verschwunden, ebenso wie die letzten

Anzeichen der Neurodermitis. Was glauben Sie? Wäre dieses Ergebnis auch möglich gewesen, wenn die Neurodermitis weiterhin mit Cortison und die Depression zusätzlich mit Antidepressiva behandelt worden wären?

Medikamente bei Epilepsie

Menschen, die unter Epilepsie leiden, haben ein bis zu 80 Prozent höheres Risiko, depressive Symptome zu entwickeln[23]. Ob dies eine Folge der Erkrankung ist oder ursächlich mit den Medikamenten zu tun hat, die die Betroffenen einnehmen müssen, ist noch immer nicht gänzlich geklärt.

Zumindest bei Vigabatrin, das in Deutschland, Österreich und der Schweiz unter dem Namen »Sabril« vertrieben wird, und bei Topiramat (Handelsname »Topamax«) hat man Depressionen als mögliche Nebenwirkung schon eindeutig nachgewiesen. Da Letzteres auch gegen Migräne eingesetzt wird, empfiehlt es sich hier auf jeden Fall, auf eine alternative Medikation umzusteigen. Gerade wenn Sie auf mehrere Medikamente angewiesen sind, kann ich Ihnen nur dringend raten, mögliche Neben- und Wechselwirkungen von einem Experten überprüfen zu lassen. Immer wieder berichten uns ehemalige Patienten, dass bereits ein einziger Medikamentenwechsel gereicht hat, um seelisch wieder ins Gleichgewicht zu kommen. Und so eine Chance sollten Sie sich auf keinen Fall entgehen lassen.

Weitere Medikamente

Neben den bereits erwähnten gibt es eine ganze Reihe weiterer Medikamente, die ebenfalls Depressionen auslösen können. Ihre besondere Aufmerksamkeit sollte dabei auf folgenden Präparaten liegen:

- Appetitzügler
- Migränemedikamente
- Medikamente zur Senkung des Cholesterinspiegels
- Medikamente gegen Hepatitis
- Medikamente gegen Malaria
- Medikamente bei hormonell bedingtem Haarausfall
- Medikamente zur Rauchentwöhnung
- Medikamente gegen Akne

Da es weit über 200 Präparate gibt, deren Einnahme zu seelischen Problemen führen kann, werde ich nicht jedes einzelne in diesem Buch aufführen. Wichtig ist in erster Linie, dass Sie ein Gefühl dafür bekommen, wie häufig Depressionen als mögliche Nebenwirkung vorkommen und dass sich die verdächtigen Medikamente in ihrer negativen Wirkung gegenseitig verstärken. Je mehr davon Sie einnehmen, umso größer ist die Wahrscheinlichkeit, dass auch Ihre Depression davon ausgelöst wurde.

Um sich wirklich ein umfassendes Bild machen zu können, bleibt es Ihnen leider nicht erspart, einen Blick auf die jeweilige Packungsbeilage zu werfen. Doch Vorsicht, sollten Sie einen Hang zur Hypochondrie haben, betrauen Sie lieber jemand anderen mit dieser Aufgabe. Hypochonder neigen nämlich dazu, alleine durch das Lesen bestimmter Nebenwirkungen auch die entsprechenden Symptome zu entwickeln. Wussten Sie übrigens, dass diese weitverbreitete Angst vor Krankheiten nichts weiter ist als ein unbewusst erlerntes Verhalten? Wenn es Sie interessiert, wie andere diese »Angst vor Krankheiten« binnen weniger Wochen loswerden konnten, dann hören Sie doch mal in meinen kostenlosen Podcast rein, den Sie auf meiner Webseite www.Panikattacken-loswerden.de finden. Folge 36 behandelt das Thema: »Hypochondrie: So werden Sie die Angst vor Krankheiten los«.

Das Problem mit der Blut-Hirn-Schranke

Es gibt eine Reihe von Stoffen, die in der Lage sind, die Blut-Hirn-Schranke zu überwinden. Sobald das passiert, reagiert unsere Psyche sehr unmittelbar, was jeder von Ihnen schon am eigenen Leib erfahren durfte. Zu diesen Stoffen gehören nämlich neben Gasen wie Sauerstoff und Kohlendioxid auch Stress- und Sexualhormone. Zucker (Glucose), Suchtmittel wie Nikotin, Alkohol oder Kokain sowie Schlaf- und Beruhigungsmittel durchdringen ebenfalls diese Barriere und entfalten ihre Wirkung direkt im Gehirn. Die überwiegende Mehrheit aller natürlichen und synthetisch hergestellten Substanzen wird jedoch nicht durchgelassen, und das aus einem guten Grund: Wir werden körperlich und psychisch krank, sobald dies geschieht. Ich halte es deshalb für keinen Zufall, dass sich gerade bei Medikamenten, die die Blut-Hirn-Schranke überwinden können, besonders häufig schwere psychische Nebenwirkungen beobachten lassen.

Dennoch versuchen immer mehr Forscher weltweit, Wege zu finden, um auch Wirkstoffe ins Gehirn zu schleusen, die normalerweise nicht durchgelassen werden. Sie hoffen, auf diese Weise diverse Krankheiten wie etwa Gehirntumore oder Alzheimer besser behandeln zu können. Allerdings gibt es auch gegenläufige Bemühungen. Ein Forscherteam der University of Southern California konnte nachweisen, dass die Blut-Hirn-Schranke im Alter immer durchlässiger wird[24]. Sie gehen davon aus, dass dies eine Hauptursache für die Entstehung von Demenzerkrankungen ist. So gesehen könnte es sinnvoller sein, den natürlichen Schutzschild des Gehirns zu stärken, anstatt zu versuchen, diese Barriere mit allerlei Tricks zu überwinden.

Dies entspricht auch eher meinem Verständnis einer ganzheitlich orientierten Medizin. Ich glaube, dass es einen guten Grund gibt, warum die Evolution etwas so Nützliches wie die Blut-Hirn-Schranke hat entstehen lassen. Immerhin ist das menschliche Gehirn das komplexeste Gebilde, das wir kennen. Es gibt wesentlich mehr, was wir über seine Funktionsweise noch nicht wissen, als was wir bisher an Erkenntnissen haben. Unser aktueller Wissensstand ist vergleichbar mit dem eines Steinzeitmenschen, der mit einem Faustkeil versucht, eine Präzisionsuhr zu reparieren. Die Wahrscheinlichkeit, mehr Schaden anzurichten, als zu helfen, ist extrem hoch. Ähnlich verhält es sich meiner Meinung nach auch mit Bemühungen, Substanzen ins Gehirn zu schleusen, die es dort von selbst nicht haben will.

2.4 Ursache Nr. 4: Unerkannte Lebensmittelunverträglichkeiten

Das Gluten ist schuld! Oder doch die Lactose? Auf jeden Fall der raffinierte Zucker, dieses weiße Gift. Oder doch die Fruktane, also Freispruch für das Gluten? Seit Jahren ist die Presse voll von Artikeln darüber, was man auf keinen Fall mehr essen sollte und was stattdessen unbedingt auf den Speiseplan muss. Das »richtige« Essen wird mehr und mehr zur Ersatzreligion, bei der sich die Anhänger verschiedener Ernährungsschulen regelrechte Glaubenskämpfe liefern.

Währenddessen reibt die Lebensmittelindustrie sich eifrig die Hände und füllt ganze Regalreihen mit zucker-, gluten- und lactosefreien Produkten. Denn schließlich lässt sich mit jedem Trend Geld verdienen, man muss nur schnell genug reagieren. Doch was stimmt denn nun? Was dürfen wir noch getrost essen und was nicht? Und inwieweit können bestimmte Lebensmittel uns regelrecht depressiv machen?

Studien zu diesem Thema gibt es viele. Doch sind sie häufig interessengesteuert finanziert. So gibt es manchmal nur dann Geld, wenn man nachweist, dass eine glutenfreie Ernährung gesund ist. Während eine andere Studie nur unter der Maßgabe finanziert wird, dass sie das Gegenteil beweist. Und wenn doch mal Geld für unabhängige Studien zur Verfügung steht, erreichen diese Ergebnisse selten die breite Öffentlichkeit. Denn dafür wäre ein ausgeklügeltes Marketingkonzept vonnöten, für das zum Beispiel Universitäten weder Geld noch Personal haben. Also verbreiten sich wieder nur vorrangig die Inhalte in den Medien und den sozialen Netzwerken, für die auch ein entsprechendes Werbebudget zur Verfügung steht. Und das sind nun mal die Studien, die die Lebensmittelindustrie oder die großen Pharmakonzerne finanzieren.

So bleibt vielen Betroffenen nur der Weg zum Arzt, um über diverse Unverträglichkeitstests selbst herauszufinden, was ihnen guttut und was nicht. Doch selbst hier ist die Industrie wieder wesentlich schneller, als irgendeine Universität oder ein Gesundheitsministerium es sein könnten. Während dort noch diskutiert wird, ob und wie man Ernährungsrichtlinien korrigieren sollte, bieten Apotheken und Internet-Shops längst Dutzende von Selbsttests gegen jede mögliche Form der Unverträglichkeit an.

Doch wie zuverlässig können solche Selbsttests sein, wenn selbst Ärzte schon Probleme damit haben, Lebensmittelunverträglichkeiten richtig zu diagnostizieren? Die möglichen Wechselwirkungen zwischen bestimmten Lebensmitteln, Medikamenten und Nahrungsergänzungsstoffen sind oft so komplex, dass nur ein Facharzt mit jahrelanger Praxiserfahrung den nötigen Durchblick hat.

So musste selbst die *Deutsche Apotheker Zeitung*, deren Klientel an dem Verkauf solcher Tests ja durchaus gut verdient, in einem

2017 veröffentlichten Artikel eingestehen, dass diese Form der Eigendiagnose oft nicht aussagekräftig genug ist[25]. Eine echte Glutenunverträglichkeit lässt sich beispielsweise nur dann sicher diagnostizieren, wenn zusätzliche Gewebeproben aus dem Zwölffingerdarm entnommen werden. Doch verständlicherweise scheuen sich viele Betroffene, eine Magen-Darm-Spiegelung durchführen zu lassen. Und das umso mehr, je fortgeschrittener die Depression bereits ist.

Was können Sie also tun, um herauszufinden, ob auch bei Ihnen eine Lebensmittelunverträglichkeit als Ursache einer Depression infrage kommt? In einem ersten Schritt würde ich dazu raten, testweise für zwei Wochen auf jeweils eine verdächtige Substanz vollständig zu verzichten. Achten Sie dabei besonders darauf, alle Veränderungen zu notieren, die Sie währenddessen wahrnehmen. Beobachten Sie täglich Ihren Stuhlgang, wie viel Energie Sie über den Tag verteilt haben, Ihre Stimmung sowie das Schlafverhalten. Falls Sie keinerlei positive Veränderungen bemerken, können Sie dieses Lebensmittel wieder zu sich nehmen. Beobachten Sie nun zuerst noch eine weitere Woche, wie es Ihnen nach der Rückkehr zu den alten Essgewohnheiten geht, bevor Sie die nächste Testreihe starten. Achten Sie dabei besonders darauf, wie Sie sich 60 bis 90 Minuten nach dem Essen fühlen.

Sollten Sie in den ersten zwei Wochen deutliche Verbesserungen bemerken, verzichten Sie bitte auch weiterhin auf dieses Lebensmittel und testen nun zusätzlich nacheinander die anderen Verdächtigen durch. Nur so können Sie mögliche Wechselwirkungen sicher ausschließen.

Werfen wir nun einen Blick auf all die Stoffe, die besonders häufig psychische Probleme verursachen können.

Gluten oder Fruktane?

Gluten ist ein natürliches Eiweiß (auch Eiweißkleber genannt), das vor allem im Weizen, aber auch in Hafer, Roggen und Dinkel enthalten ist. Eine echte Glutenunverträglichkeit, der medizinische Fachausdruck dafür ist »Zöliakie«, betrifft mittlerweile etwa jeden hundertsten Menschen weltweit. Die Betroffenen leiden nach dem Verzehr von glutenhaltigen Produkten unter Blähungen, Bauchschmerzen und Durchfall. Doch nicht nur der Körper, auch die Psyche reagiert teilweise ziemlich extrem auf dieses Eiweiß. So zeigte beispielsweise eine Studie aus dem Jahr 2013, dass es einen unmittelbaren Zusammenhang zwischen der Einnahme von Gluten und dem Auftreten depressiver Verstimmungen gibt[26]. Und das nicht erst bei einer echten Zöliakie, sondern bereits bei deutlich milderen Formen der Glutenunverträglichkeit.

Dies deckt sich auch mit den Erfahrungen unserer langjährigen Praxisarbeit. So hatten wir schon mehrfach Patienten, bei denen innerhalb weniger Wochen sämtliche depressiven Symptome verschwanden, einfach nur, weil sie konsequent auf glutenhaltige Lebensmittel verzichtet hatten. Genehmigten sich diese Patienten jedoch wieder eine Scheibe Weizenbrot, kehrte das psychische Tief binnen weniger Stunden zurück.

Leider spricht selbst ein vom Arzt durchgeführter Glutenunverträglichkeitstest erst dann an, wenn Sie unter einer echten Zöliakie leiden. Etwas leichtere Formen der Intoleranz werden häufig nicht erkannt. Erschwerend kommt hinzu, dass norwegische Forscher nun herausgefunden haben, dass viele Menschen, die glauben, kein Gluten zu vertragen, in Wirklichkeit auf eine ganz andere Stoffgruppe negativ reagieren[27]. Die Rede ist von sogenannten Fruktanen, welche ebenfalls in vielen Weizenprodukten enthalten sind. »Fruktane« ist ein Sammelbegriff für eine Reihe von Mehrfachzuckern, die aus kurzen Fructose-Molekülketten bestehen. Vor allem Zwiebeln, Knoblauch, Artischocken, Löwenzahn, Topinambur, Schwarzwurzeln, Pastinaken und Chicorée sind reich an Fruktanen.

Eine Fruktanunverträglichkeit äußerst sich, wie eine Glutenunverträglichkeit auch, durch Darmbeschwerden. Doch das eigentlich Schockierende kommt erst noch: Viele Menschen, die unter Bauchschmerzen, Blähungen oder Durchfall leiden, versuchen mithilfe von probiotischen Arzneimitteln ihren Darm zu sanieren. Der vermeintlich probiotische Effekt basiert dabei häufig auf der Verwendung von Inulin. Inulin ist aber nur ein anderer Begriff für, Sie ahnen es bereits: Fruktane. Wer jedoch keine Fruktane verträgt und dann versucht, seine Beschwerden mit Probiotika zu lindern, der treibt wortwörtlich den Teufel mit dem Beelzebub aus. Übrigens wird Inulin nicht nur in Arzneimitteln eingesetzt, sondern auch in vielen Produkten, die als »probiotisch« beworben werden, wie zum Beispiel Joghurts oder spezielle Fitness-Drinks.

Ein paar Wochen Verzicht bringen Gewissheit

Egal ob Gluten oder Fruktane, wer schon länger mit Magen-Darm-Problemen zu kämpfen hat, bei dem besteht durchaus die Möglichkeit, dass auch sein seelisches Tief nur aufgrund einer solchen Unverträglichkeit besteht. Um hier Gewissheit zu bekommen, verzichten Sie zuerst zwei Wochen auf Fruktane und, falls nötig, im Anschluss weitere zwei Wochen auf Gluten. Besteht tatsächlich eine Unverträglichkeit, würde in dieser Zeit zumindest der Magen-Darm-Trakt positiv reagieren. Falls dem so ist, behalten Sie Ihre neue Ernährung für wenigstens vier weitere Wochen bei, und beobachten Sie, inwieweit sich auch psychische Veränderungen ergeben.

Wann und wie deutlich sich ein positiver Effekt auf die Psyche zeigt, hängt natürlich auch davon ab, wie lange die Unverträglichkeit schon besteht und welche weiteren Faktoren, wie zum Beispiel eine chronische Entzündung oder die Einnahme bestimmter Medikamente, noch infrage kommen. Bei einigen Menschen kann schon alleine der Verzicht auf Fruktane oder Gluten dazu führen, dass depressive Symptome deutlich schwächer werden oder sogar ganz verschwinden. Spielen noch weitere Faktoren eine Rolle, ist es aber auch möglich, dass der positive Effekt sich erst mal nur rein körperlich auswirkt.

Besonders wichtig ist in so einem Fall, dass Sie dennoch den Teilerfolg, den Sie bereits errungen haben, als solchen wahrnehmen. Denn selbst, wenn Sie in einem ersten Schritt »nur« Ihre Magen-Darm-Probleme reduzieren konnten, so wird sich doch erst im weiteren Verlauf zeigen, wie alles mit allem in Verbindung steht.

So kann es zum Beispiel sein, dass Sie viele wichtige Nährstoffe, die Körper und Geist gesund halten, erst dann richtig aus der Nahrung extrahieren können, wenn Ihr Darm wieder normal funktioniert. Selbst wenn sich also durch den Verzicht auf bestimmte Substanzen nur auf der körperlichen Ebene etwas verbessert hat, behalten Sie Ihren neuen Ernährungsstil bitte unbedingt bei. Dadurch schaffen Sie eine wichtige Grundlage, die Ihre Suche nach weiteren Auslösern deutlich vereinfacht.

Zucker: Für Männer noch gefährlicher als für Frauen

Frauen erkranken deutlich häufiger an Depressionen als Männer. Kein Wunder, denn viele der Medikamente, die im vorhergehenden Kapitel besprochen wurden, werden überwiegend von Frauen eingenommen. Neben der Antibabypille und Hormonen während der Wechseljahre betrifft das auch das synthetische Schilddrüsenhormon Thyroxin.

Dafür sind Frauen zumindest beim Zucker weniger anfällig als Männer. Dies ergab eine Studie des Londoner University College unter Leitung der deutschen Ernährungswissenschaftlerin Anika Knüppel[28]. Demnach haben Männer, die mehr als 67 Gramm Zucker pro Tag zu sich nehmen, ein um 23 Prozent höheres Risiko, innerhalb der nächsten fünf Jahre an einer Depression zu erkranken, als solche, die nur etwa halb so viel Zucker verzehren. Bei Frauen wurde erstaunlicherweise keine derartige Steigerung festgestellt. Dennoch sind natürlich auch Frauen gut beraten, wenn sie auf ihren Zuckerkonsum achten. Denn zu viel davon macht auf vielfältige Art und Weise krank, selbst dann, wenn es sich um vermeintlich gesunden Zucker wie Honig oder Fruchtzucker (Fructose) handelt.

Laut einer Studie der University of California sorgt nämlich gerade ein Übermaß an Fruchtzucker dafür, dass weniger Proteine für die Neubildung von Nervenzellen und Synapsen aktiviert werden[29]. Das kann so weit führen, dass der Teil der Hirnmasse, der für bewusste Willenshandlungen zuständig ist, regelrecht schrumpft. Zu viel Fructose macht somit nicht nur träge, sondern auf Dauer sogar dumm.

Es gibt aber auch gute Nachrichten: Lebensmittel, die reich an Omega-3-Fettsäuren sind, können die negative Wirkung des Fruchtzuckers weitgehend aufheben. Wechselwirkungen gibt es also nicht nur im negativen, sondern auch im positiven Sinne. Viel Omega 3 findet sich zum Beispiel in Leinöl, Walnussöl oder Rapsöl sowie in allen fettreichen Kaltwasserfischen wie zum Beispiel Lachs, Thunfisch, Makrele oder Hering. Auch in Eiern aus Freilandhaltung, Avocados, Spinat, Kürbis und Fleisch vom Weiderind befinden sich diese wertvollen Fettsäuren in reichlicher Menge.

Achten Sie vor allem auf »versteckten« Zucker

Dass eine ausgewogene Ernährung extrem wichtig für Ihre Gesundheit ist, ist sicherlich nichts Neues für Sie. Doch bei der Vielzahl der vorgefertigten Lebensmittel, die heute angeboten werden, ist es gar nicht so einfach, immer den Überblick zu behalten. Denn Zucker verbirgt sich oft hinter so harmlos klingenden Begriffen wie Saccharose, Dextrose, Glukose, Maltose, Süßmolkepulver, Agavendicksaft, Fructose oder auch Lactose. Bevor wir auf die letzten beiden noch gesondert eingehen, ein paar wichtige Hinweise, damit eine eventuell schon geplante Lebensmittelumstellung auch für Sie den Effekt haben kann, den Sie sich wünschen.

Lesen Sie bei Ihren Einkäufen künftig grundsätzlich das »Kleingedruckte«. Selbst dann, wenn Sie gar keine süßen Lebensmittel einkaufen. Denn nicht nur der offensichtliche, sondern gerade der versteckte Zucker summiert sich schneller, als man denkt. Hier ein paar Beispiele für Produkte, in denen überraschend viel Zucker steckt:

- Rotkohl aus dem Glas (77 g Zucker je 700-Milliliter-Glas)
- Heringssalat (16 g Zucker je 200-Gramm-Portion)
- Ketchup (130 g Zucker je 500-Milliliter-Flasche)
- Smoothie (bis zu 35 g Zucker pro 250 Milliliter)
- Fruchtbuttermilch (bis zu 60 g Zucker pro 500-Gramm-Becher)
- süßer Sekt (22 g Zucker pro Piccolo-Flasche)
- Fertigsalate aus der Kühltheke (bis zu 50 g Zucker pro 400-Gramm-Packung)

Ein kleines Experiment

Ein guter Freund von uns klagte schon des Längeren über depressive Verstimmungen, und da ich um seinen hohen Zuckerkonsum wusste, überredete ich ihn zu einem kleinen Experiment. Er erklärte sich bereit, für zwei Wochen auf offensichtlichen Zucker wie Schokoriegel, Marmelade und Cola zu verzichten und zusätzlich zu dokumentieren, wie viel »versteckten« Zucker er über sein normales Essen immer noch zu sich nahm. Dabei kam er auf sage und schreibe 114 Gramm pro Tag. Geschockt von dieser Menge, weitete er das Experiment auf eigene Faust aus und verzichtete zwei weitere Wochen auch noch so gut wie möglich auf jegliche Form des versteckten Zuckers. Diesmal notierte er akribisch alle Veränderungen, die er während dieser Zeit bei sich beobachten konnte, und kam zu sechs ganz erstaunlichen Erkenntnissen:

1. In den ersten drei Tagen seines erweiterten Zuckerverzichts erlebte er regelrechte Entzugserscheinungen. Er war schlecht gelaunt, leicht reizbar und hatte zudem ein extrem starkes Verlangen nach etwas Süßem. Mit Beginn des vierten Tages verschwanden all diese Symptome jedoch spurlos und kehrten im weiteren Verlauf auch nicht zurück.

2. Er verlor deutlich an Gewicht. Innerhalb von vier Wochen nahm er 6,8 Kilogramm ab, und das, obwohl er außer auf Zucker auf nichts anderes verzichtet hatte. Da er schon seit Jahren erfolglos versucht hatte, sein Übergewicht loszuwerden, war dieser Punkt für ihn besonders motivierend.

3. Er schlief bereits nach wenigen Tagen deutlich tiefer und wachte morgens entsprechend erholter auf.

4. Seine chronisch verstopfen Nasennebenhöhlen waren zum ersten Mal seit Monaten wieder frei, und er konnte abends ohne Nasenspray zu Bett gehen.

5. Bereits nach wenigen Tagen veränderte sich sein Geschmackssinn. Alles schmeckte differenzierter und auch intensiver, sodass er anfing, auch Salz und Gewürze sparsamer einzusetzen.

6. Die wohl erstaunlichste Veränderung betraf jedoch seine psychische Verfassung. Am Ende seiner vierwöchigen Testphase

fühlte er sich so zufrieden und glücklich wie schon lange nicht mehr.

Deshalb beschloss er, seine neue Ernährung auch weiterhin beizubehalten. Die Entscheidung dazu traf er am 6. Februar 2018. Als er am Ende desselben Jahres Bilanz zog, hatte er über 27 Kilo abgenommen, eine chronische Nasennebenhöhlenentzündung überwunden, und auch seine depressiven Symptome waren nie mehr aufgetaucht.

Körper und Geist verändern sich durch die Form der Benutzung

Nicht nur unser Gehirn verändert sich durch die Art seiner Benutzung, auch unsere Zunge und unser Gaumen tun das. Die rund 10 000 Geschmacksknospen auf unserer Mundschleimhaut erneuern sich alle 10 bis 14 Tage. Dieser Prozess wird jedoch maßgeblich durch die Nahrung beeinflusst, die wir währenddessen zu uns nehmen. So verändert sich nicht nur die Empfindlichkeit der einzelnen Knospen, auch das Verlangen nach bestimmten Geschmacksrichtungen passt sich unserem Nahrungsangebot an. Diese Veränderung betrifft aber nicht nur unsere Geschmacksknospen, auch die Bereiche des Gehirns, die den Appetit und das Verlangen nach bestimmten Substanzen steuern, sind betroffen. »Heißhunger« auf ein bestimmtes Nahrungsmittel entsteht nämlich nicht nur, wenn unser Körper dessen Inhaltsstoffe gerade dringend benötigt. Vielmehr kann man sich dieses Verlangen regelrecht antrainieren, einfach nur indem man bestimmte Lebensmittel überdurchschnittlich oft isst. Dabei macht es leider keinen Unterschied, ob es sich um gesunde oder um schädliche Substanzen handelt. Je öfter wir etwas essen oder trinken, umso mehr sehnen wir uns danach. Das mag einer der Gründe sein, warum der Pro-Kopf-Verbrauch von Zucker in Deutschland bei rund 35 Kilogramm pro Jahr liegt. Das sind durchschnittlich 96 Gramm pro Tag, oder anders gesagt, fast die vierfache Menge dessen, was die Weltgesundheitsorganisation WHO gerade noch für unbedenklich hält.

Falls Sie nicht ohnehin zu den Personen gehören, die die Vorteile einer zuckerfreien Ernährung bereits für sich entdeckt haben, möchte ich Sie gerne ermutigen, wenigstens zwei Wochen testweise auf Zucker zu verzichten. Wer weiß, vielleicht ist Ihre dadurch gewonnene Lebensqualität ja ebenfalls so groß, dass Sie das »süße« Leben danach nicht nur trotz, sondern gerade wegen des Zuckerverzichts so richtig genießen können.

Vermeiden Sie eine »Alles-oder-nichts«-Mentalität

Gehen Sie liebevoll mit sich um, und bleiben Sie auch dann dran, wenn es nicht auf Anhieb gelingt, Ihre Ernährung so umzustellen, dass sofort ein positiver Effekt bemerkbar ist. Eine mehrgleisige Strategie ist immer zielführender und leichter umzusetzen als ein »Alles-oder-nichts«. Da Depressionen und Burnout häufig ebenfalls »mehrgleisig« ausgelöst werden, sollte es Sie ohnehin nicht verwundern, dass man beide auch am ehesten multifaktoriell, also durch die Kombination vieler kleiner Schritte besiegen kann.

Machen Sie sich auch bewusst, dass nicht alle Veränderungen so schnell und offensichtlich eintreten, wie es bei meinem Freund der Fall war. Manchmal braucht es mehrere Anläufe, bis es dauerhaft gelingt, lieb gewonnene Essgewohnheiten durch neue zu ersetzen. Auch meine Frau und ich wollten uns schon zweimal vom Zucker verabschieden, doch bislang sind wir jedes Mal wieder schwach geworden. Das hat uns allerdings nicht daran gehindert, durch viel frischen Fisch, Avocados, Freilandeier und Walnüsse zumindest einen gesunden Omega-3-Gegenpol zu schaffen. Wobei der erstaunlichste Effekt durch eine winzige Ernährungsumstellung eintrat, die wir einem neuen Familienmitglied zu verdanken hatten.

Snoopy und das Geheimnis der Omega-3-Fettsäuren

Im April 2018 bekam unsere Familie Zuwachs. Seit dieser Zeit mischt ein süßer und ziemlich schlauer Border-Collie namens Snoopy unser Leben gehörig auf. Als der kleine Racker zu uns kam, war er dreieinhalb Monate alt und hatte ein so weiches und glänzendes Fell, dass man gar nicht anders konnte, als ihn bei jeder Gelegenheit zu streicheln und zu kraulen. Doch nach ein paar Wochen wurde das Fell zusehends stumpfer und störrischer, ohne dass es dafür einen ersichtlichen Grund gegeben hätte. Wir hielten uns streng an das vom Züchter empfohlene Futter, und auch sonst bekam unser Welpe alles, was bei Hunden in dem Alter üblich ist. Hilfe brachte erst der Rat einer sehr kompetenten Inhaberin eines kleinen Tierfutterladens, die uns empfahl, täglich einen Teelöffel einer speziellen Ölmischung in Snoopys Futter zu geben, die reich an Omega-3-Fettsäuren war. Diese Maßnahme führte dazu, dass Snoopys Fell bereits nach einer Woche wieder so glänzend und weich war wie zuvor. Die Mischung aus verschiedenen hochwertigen Ölen verwenden wir seither immer, und das Fell unseres angehenden Therapiehundes ist selbst jetzt, wo er fast ausgewachsen ist, immer noch unglaublich weich und seidig. Zudem verliert er kaum Haare, was für diese Rasse eher ungewöhnlich ist.

Bevor ich anfing, für dieses Buch zu recherchieren, stand ich dem Omega-3-Hype eher skeptisch gegenüber. Es wäre ja nicht das erste Mal gewesen, dass irgendein »Wundermittel« mit viel Werbeaufwand angepriesen wurde, obwohl jeglicher wissenschaftlicher Nachweis fehlte. Nachdem jedoch bei Snoopy bereits ein einziger Teelöffel Öl pro Tag eine derart positive Wirkung hatte, war ich neugierig, was wohl ein täglicher Esslöffel eines wirklich guten Öles bei mir bewirken würde.

Also besuchte ich in Berlin Kreuzberg einen kleinen Spezialladen, in dem man verschieden Öle kosten kann, und entschied mich dann, meinen Selbstversuch mit Leindotteröl zu starten.

Leindotteröl ist übrigens nicht das Gleiche wie Leinöl. Letzteres wird aus Leinsamen gepresst und hat zumindest für mich einen eher gewöhnungsbedürftigen Eigengeschmack. Leindotteröl hingegen, das ebenfalls einen hohen Anteil an wertvollen Omega-3-Fettsäuren hat, wird aus einem Kreuzblütengewächs namens Leindotter gewonnen. Es hat kaum Eigengeschmack, wodurch es mir morgens sehr leichtfällt, einen Esslöffel davon einzunehmen.

Bereits nach wenigen Tagen der Einnahme bemerkte auch ich erste Veränderungen. Zwar bekam ich kein weicheres Fell, aber zumindest wirkten meine Haare gesünder und ließen sich morgens auch besser bändigen. Wesentlich überraschter war ich allerdings von den psychischen Auswirkungen. Normalerweise beantworte ich abends nach 19 Uhr keine Mails mehr, weil ab dann sowohl meine Konzentrationsfähigkeit als auch meine Sehkraft rapide nachlassen. Nun aber war beides auch nach 20 Uhr noch voll ausgeprägt. Das fand ich überaus erstaunlich, da ich bereits ein Jahr zuvor einen Selbstversuch mit verschiedenen Fischölkapseln unternommen hatte, ohne dass sich auch nur annähernd dieser Effekt eingestellt hätte. Ganz offensichtlich wirken zumindest bei mir weitgehend naturbelassene Omega-3-Quellen wie zum Beispiel kalt gepresstes Öl oder auch Avocados völlig anders als aufbereitete Produkte.

Lactose und Fructose: Das Land, in dem Milch und Honig fließen

Was in der Bibel einst der Inbegriff eines reichen und erfüllten Lebens war, ist heute schon fast ein Garant für Depressionen. Denn der Hauptanteil des Zuckers, aus dem Honig besteht, ist Fructose, also Fruchtzucker. Studien zufolge hat jedoch mittlerweile jeder Dritte Probleme bei der Verdauung dieses Zuckers, der Fachbegriff dafür lautet Fructosemalabsorption[30].

Laut Wikipedia haben zudem circa 75 Prozent der erwachsenen Weltbevölkerung ein Problem bei der Verdauung von Lactose, auch Milchzucker genannt. Afrikaner und Asiaten leiden besonders häufig unter Lactoseintoleranz[31], während es im deutschsprachigen Raum immerhin noch 15 Prozent aller Erwachsenen sind. Drei von vier Betroffenen haben zusätzlich noch Probleme bei der Verdauung von Fruchtzucker. Gerade solche Mehrfachintoleranzen führen aber zu einer deutlich erhöhten Wahrscheinlichkeit, an einer Depression zu erkranken, was ebenfalls eindeutig in Studien nachgewiesen werden konnte[32].

Leider wissen viele Betroffene über Jahre hinweg nichts von ihren Unverträglichkeiten. Denn nicht immer sind die dadurch verursachten körperlichen Beschwerden so groß, dass ein akuter Handlungsbedarf besteht. Doch oft wird der Körper viel zu lange unnötig belastet, und es fällt ihm immer schwerer, all die Stoffe aus der Nahrung aufzunehmen, die sowohl für die körperliche als auch für die geistige Gesundheit wichtig wären.

Wenn Sie bereits unter einer Depression leiden, kann ich Ihnen nur dringend raten, durch entsprechende Tests beim Facharzt klären zu lassen, ob auch bei Ihnen eine oder mehrere unerkannte Intoleranzen bestehen. Je mehr Faktoren Sie ausfindig machen, die ursächlich für Ihr seelisches Tief infrage kommen, umso besser. Dadurch können Sie nicht nur Ihre derzeitige Depression überwinden, sondern Sie sorgen auch dafür, dass weitere depressive Schübe immer unwahrscheinlicher werden.

Alkohol

Was den Alkoholkonsum betrifft, liegt Deutschland im internationalen Vergleich im oberen Drittel und zählt somit zu den Hochkonsumländern. 9,6 Liter reinen Alkohol tranken die Deutschen durchschnittlich im Jahr 2015. Dieser errechnete Pro-Kopf-Verbrauch umfasst aber alle Menschen, also auch Kinder. Wird die Statistik entsprechend bereinigt, dann trinkt jeder Bundesbürger im Schnitt 14,6 Liter puren Alkohol pro Jahr[33].

Das ist insofern problematisch, als die Bauchspeicheldrüse Alkohol auf Dauer nicht verträgt. Wer seinem Körper täglich mehr als 80 Gramm Ethanol zuführt – das entspricht in etwa einem Liter Wein–, riskiert eine chronische alkoholische Bauspeicheldrüsenerkrankung. Die Drüse bildet dann zu wenig Verdauungsenzyme und Insulin, was auch erklärt, warum Alkoholmissbrauch oft zu Diabetes führt[34].

Doch selbst geringere Mengen richten bereits einen gewaltigen Schaden an. Alkohol löst einen Entzündungsprozess aus, der die Durchblutung des Dünndarms behindert. Vorübergehend wird dadurch die Darmwand an der Aufnahme von Nährstoffen gehindert. Blutige Magenschleimhautschädigungen, die vor allem nach dem Genuss von hochprozentigen Getränken entstehen, benötigen zudem mehr als 24 Stunden, um wieder abzuheilen. Ein Magen, der täglich harte Spirituosen zu verdauen hat, verwandelt sich dadurch zunehmend in eine offene Wunde, die nicht mehr richtig abheilen kann. Zudem gilt es mittlerweile als erwiesen, dass entzündliche Prozesse im Körper langfristig zu Depressionen führen. Seine Probleme regelmäßig im Alkoholrausch vergessen zu wollen führt somit exakt zum Gegenteil dessen, was eigentlich bezweckt war.

Alkohol und das Henne-Ei-Problem

Lange Zeit dachte man, dass Menschen vor allem deshalb regelmäßig zur Flasche greifen, weil sie Kummer und Unzufriedenheit im Alkohol ertränken wollen. Man ging somit davon aus, dass zuerst eine depressive Verstimmung da war und dann der Alkohol als eine Art Selbsttherapie folgte. Doch mittlerweile mehren sich die Anzeichen dafür, dass es exakt umgekehrt sein könnte. Also dass Menschen umso häufiger an Depressionen erkranken, je regelmäßiger sie Alkohol trinken. Somit wird der Verzicht auf Alkohol zu einem elementaren Schlüssel im Kampf gegen Depressionen.

Fest steht, dass Depressive durch den Verzicht auf Alkohol aktiv dazu beitragen können, die Krankheit schneller zu überwinden. Und wer unter Burnout leidet und Alkohol trinkt, um wenigstens am Abend ein wenig zur Ruhe zu kommen, reduziert durch Alkoholverzicht signifikant die Wahrscheinlichkeit, auch noch in eine Depression abzurutschen. Natürlich ist das einfacher gesagt als getan, vor allem dann, wenn bereits eine Alkoholsucht besteht. Doch falls der Alkoholkonsum noch nicht ganz so aus dem Ruder gelaufen ist, kann ein konsequenter Verzicht über ein paar Wochen hinweg tatsächlich wahre Wunder bewirken.

Eine kleine Zwischenbilanz

Vielleicht denken Sie im Moment ja das Gleiche wie ich, wenn ich mal wieder einen neuen Ernährungsratgeber zu Ende gelesen habe:

»Wenn ich mich an all das halten würde, dann dürfte ich bald gar nichts mehr essen und trinken!«

Doch glücklicherweise stimmt das nicht. Meine Frau und ich halten uns ernährungstechnisch an etwas, das man das Pareto-Prinzip nennt. Diese kluge Strategie, die vorrangig im Business-Coaching zur Anwendung kommt, kennen viele auch unter dem Begriff »80/20-Regel«. Das Pareto-Prinzip besagt, dass wir mit 20 Prozent unserer Arbeitszeit etwa 80 Prozent unserer Ergebnisse erzielen. Für die fehlenden 20 Prozent der Ergebnisse brauchen wir jedoch das Vierfache der Zeit, also 80 Prozent.

Dieses Prinzip lässt sich auch auf negative Einflüsse übertragen. 20 Prozent unserer falschen Ernährung führen zu 80 Prozent unserer Probleme. Das heißt also, sobald Sie die 20 Prozent identifiziert haben, die den Großteil Ihrer Probleme verursachen, können Sie mit relativ wenig Aufwand deutliche Erfolge erzielen. So wie bei unserem übergewichtigen Freund alleine der Verzicht auf Zucker gereicht hat, um sowohl Körper als auch Geist wieder in Schwung zu bringen, so ist es bei anderen ein reduzierter Alkoholkonsum oder vielleicht auch der Verzicht auf Gluten oder Fruktane, der die entscheidende Wende bringt.

Natürlich sollte es langfristig Ihr Ziel sein, möglichst alle potenziellen Auslöser von Depression und Burnout aus Ihrem Leben zu verbannen. Doch das, was Sie jetzt am nötigsten brauchen, sind erste Erfolgserlebnisse, und zwar mit so wenig Kraftaufwand wie möglich. Und genau dabei kann Ihnen das besagte Pareto-Prinzip helfen.

Falls Sie jetzt skeptisch sein sollten, kann ich das absolut nachvollziehen. Auch ich war extrem misstrauisch, als ich das erste Mal von der 80/20-Regel hörte. Damals hatte ich noch das Gefühl, ich müsse sowohl meiner Zeit als auch dem Geld ständig hinterherrennen. Das änderte sich erst, als mir 2010 die englische Originalausgabe der »4-Stunden-Woche« von Timothy Ferriss in die Hände fiel. Das darin beschriebene Pareto-Prinzip klang zu schön, um wahr zu sein. Nachdem ich jedoch, mehr aus Verzweiflung als aus Überzeugung, einige der darin beschriebenen Tipps ausprobiert hatte, änderte sich buchstäblich alles. Ich hatte binnen weniger Monate mehr Zeit als je zuvor, und auch das Finanzielle regelte sich auf wundersame Weise nahezu von selbst. Sollte es auch Ihnen so ergehen wie seinerzeit mir, dann kann ich Ihnen dieses großartige Buch, das mittlerweile zum Weltbestseller geworden ist, nur wärmstens empfehlen. Das Pareto-Prinzip gehört mittlerweile auch zum festen Repertoire unserer Burnout-Seminare, und unsere Teilnehmer sind immer wieder begeistert, wenn sie feststellen, dass dieses einfache Prinzip tatsächlich auch auf ihr Leben übertragbar ist.

2.5 Ursache Nr. 5: Ein Mangel an Mineralstoffen, Spurenelementen und Vitaminen

Das Bundesministerium für Ernährung, Landwirtschaft und Verbraucherschutz beauftragte das Max-Rubner-Institut damit, eine bundesweite Studie[35] zur Ernährung von Jugendlichen und Erwachsenen durchzuführen. Dabei stellte sich heraus, dass die deutsche Bevölkerung mit einigen Vitaminen und Mineralstoffen zum Teil dramatisch unterversorgt ist. Um welche es sich im Einzelnen handelt und welchen Einfluss solch ein Mangel auf die Psyche haben kann, davon handelt dieses Kapitel.

Jod

Kaum ein Stoff ist so umstritten wie Jod. Während manche behaupten, Jod sei nichts weiter als Sondermüll, mit dem unsere Lebensmittel angereichert werden, sagen andere, dass Jodmangel eine der Ursachen für die meisten gesundheitlichen Probleme weltweit ist. Was stimmt denn nun?

Unbestritten ist, dass unsere Schilddrüse Jod braucht, um vernünftig zu funktionieren. Die Deutsche Gesellschaft für Ernährung empfiehlt deshalb die Einnahme von 180 bis 200 Mikrogramm pro Tag. Um auf diese Menge zu kommen, müssten Sie entweder jeden Tag Seefisch essen oder fast zwei Kilogramm Milchprodukte zu sich nehmen. Da dies kaum zu schaffen ist, empfehlen Ärzte die Verwendung von jodiertem Speisesalz. Doch selbst das kann den Bedarf nur teilweise decken. Laut der eingangs erwähnten Untersuchung des Max-Rubner-Instituts nehmen 96 Prozent aller Männer und 97 Prozent aller Frauen in Deutschland nicht die empfohlene Menge an Jod zu sich. Wird jodiertes Speisesalz verwendet, reduziert sich dieser Wert zwar, doch selbst dann leiden noch 28 Prozent der Männer und 53 Prozent der Frauen unter einem Jodmangel.

Das passt zu den Ergebnissen einer Studie, die die Universität Würzburg im Jahr 2004 veröffentlicht hat[36]. Demnach findet sich bereits bei einem Drittel aller berufstätigen Deutschen eine krankhafte Veränderung der Schilddrüse. Erschreckenderweise weiß aber nur ein Bruchteil der Betroffenen davon.

Diese krankhaften Veränderungen werden ursächlich mit einer Jod-Unterversorgung in Verbindung gebracht. Entsprechend beziffert auch die Weltgesundheitsorganisation (WHO) die Anzahl der Europäer, die unter Jodmangel leiden, auf mehr als 390 Millionen. Weltweit ist sogar die Rede von zwei Milliarden Betroffenen.

Fakt ist, dass Jodmangel zu einer vergrößerten Schilddrüse sowie zur Bildung von Knoten innerhalb des Organs führt. Dies verursacht hormonelle Störungen und eine Vielzahl körperlicher und psychischer Probleme. Dazu zählen unter anderem Müdigkeit, Konzentrationsschwäche, verminderte Leistungsfähigkeit und Schlafstörungen. Allesamt Symptome, die sowohl bei Depressionen als auch bei Burnout vorkommen. Des Weiteren werden Verdauungsbeschwerden, eine erhöhte Infektanfälligkeit, Atem- und Schluckbeschwerden sowie ein typisches Kloßgefühl im Hals beschrieben, welches wiederum häufig bei Angstpatienten zu beobachten ist. Eine ausreichende Versorgung mit Jod kann also in vielerlei Hinsicht hilfreich sein, nicht nur, wenn es darum geht, den Ursachen einer Depression auf die Schliche zu kommen.

Folsäure

Folsäure, auch bekannt als Vitamin B9, zählt ebenfalls zu den Stoffen, die häufig nicht ausreichend über die Ernährung zugeführt werden. Laut Max-Rubner-Institut unterschreiten in Deutschland

79 Prozent aller Männer und 86 Prozent aller Frauen dauerhaft die empfohlene Tagesdosis.

Bereits seit den 60er-Jahren gibt es eine Reihe von Studien, die belegen, dass mindestens 30 Prozent aller Depressiven unter einem Folsäuremangel leiden. Eine der neueren Studien zu diesem Thema stammt aus Norwegen[37]: Wissenschaftler hatten die Homocystein-Konzentration im Blut von knapp 6000 Personen bestimmt und festgestellt, dass Studienteilnehmer, die einen erhöhten Wert aufwiesen, auch doppelt so häufig unter Depressionen litten. Homocystein ist eine Aminosäure, für deren Abbau Folsäure benötigt wird. Ist deren Wert zu hoch, gilt dies als Nachweis für einen Folsäuremangel.

Neben Depressionen kann ein Folsäuremangel jedoch noch zu weiteren Störungen führen wie Durchfall, Appetitlosigkeit, Müdigkeit, leichte Reizbarkeit oder Herz-Kreislauf-Problemen. Es lohnt sich also auf jeden Fall, dafür zu sorgen, dass man ausreichend Folsäure über die Nahrung aufnimmt. Besonders viel davon findet sich zum Beispiel in Hefe, Linsen, Eigelb, Petersilie, Gartenkresse und Sonnenblumenkernen. Aber auch Spargel, Blattspinat, Tomaten und Rindfleisch gelten als gute Quellen.

Menschen, die sich viel in der Sonne aufhalten, brauchen übrigens eine Extraportion Folsäure. Trifft Sonnenlicht auf die menschliche Haut, reduziert sich nämlich die Folsäure im Körper erheblich[38].

Dass wir die Probleme, die mit einem Folsäuremangel einhergehen, nicht unterschätzen sollten, zeigt auch der Umstand, dass seit der Jahrtausendwende bereits 67 Länder damit begonnen haben, Grundnahrungsmitteln Folsäure beizufügen[39]. In der Europäischen Union beteiligt sich jedoch leider noch kein Land an dieser Aktion, weswegen Sie dort noch selbst darauf achten dürfen, ausreichend mit diesem Stoff versorgt zu werden.

Zink

Fast die Hälfte aller Menschen nimmt laut der Weltgesundheitsorganisation (WHO) zu wenig Zink zu sich. Ein Zinkmangel wird mit vielen gesundheitlichen Problemen in Verbindung gebracht und äußerst sich unter anderem in: Stimmungsschwankungen, Müdigkeit, Antriebslosigkeit, Konzentrationsschwierigkeiten sowie, Sie ahnen es bereits, natürlich auch Depressionen.

Das ist nicht weiter verwunderlich, wenn man bedenkt, dass Zink eines jener Spurenelemente ist, ohne die beim Stoffwechsel nichts läuft. Für die Verarbeitung von Zucker, Fett und Eiweiß ist es ebenso essenziell wie für die reibungslose Arbeit unseres Immunsystems und vieler Hormone. Zudem scheint eine ausreichende Versorgung mit Zink vor allem bei Jugendlichen noch einen weiteren positiven Effekt zu haben. Zu diesem Ergebnis kam eine 2005 veröffentlichte Studie, bei der über 200 12- und 13-Jährige zehn Wochen lang täglich ein Glas Saft zu trinken bekamen[40]. Darin war entweder kein Zink, die empfohlene Tagesdosis von 10 Milligramm oder die doppelte Menge, also 20 Milligramm, enthalten. Nach Ablauf der Studie hatte sich bei etwa einem Drittel der Teilnehmer sowohl das visuelle Gedächtnis als auch die Konzentrationsfähigkeit deutlich gesteigert. Es handelte sich dabei aber ausschließlich um jene Probanden, die täglich 20 Milligramm Zink zu sich genommen hatten.

Tipp: Da gerade Jugendliche wegen ihres Wachstums besonders viel Zink benötigen, sollten diese Lebensmittel möglichst regelmäßig auf dem Speiseplan auftauchen: Linsen, Mais, Haferflocken, Käse, Rindfleisch und Lamm. Sollte Ihr Kind partout nichts von alledem essen wollen, können Sie natürlich auch auf Zinktabletten ausweichen.

Die Vitamine D3 und B12

Dass ein Mangel an Vitalstoffen auf Dauer zu Depressionen führen kann, ist in der Schulmedizin sein Langem bekannt. Vor allem die Vitamine D3 und B12 scheinen dabei eine besondere Rolle zu spielen, wobei natürlich alle Vitalstoffe wichtig sind. Auch ein Mangel an Eisen, Selen oder Vitamin C, um nur einige zu nennen, führt dazu, dass bestimmte Prozesse im Körper nicht mehr vernünftig ablaufen können. Wie schon des Öfteren erwähnt, steht alles mit allem in Verbindung, und auch Körper und Geist funktionieren nur so gut, wie es die jeweils größte Schwachstelle zulässt.

Vitamin D3 etwa ist wichtig, um genügend BDNF-Protein produzieren zu können, welches ja bekanntlich einer der wichtigsten Baustoffe unseres Gehirns ist. Allerdings stellen wir Vitamin D3 nur dann selbst her, wenn wir genügend Sonnenlicht über unsere Haut aufnehmen. Mangelt es daran, entsteht das, was man eine Winterdepression nennt. Deshalb empfehlen Ärzte in unseren Breitengraden die Einnahme von Vitamin-D3-Tabletten zumindest von November bis März. Da die Sonne aber nicht nur auf die Produktion von Vitamin D3 einen positiven Einfluss hat, sondern auch auf unsere Psyche, wäre mein Tipp, dass Sie gerade im Winter so oft wie möglich rausgehen, sofern sich die Sonne mal blicken lässt. Wenn Sie es dann noch schaffen, Ihr Gesicht nicht zu sehr mit einem Schal zu verdecken, und vielleicht auch mal auf die Handschuhe verzichten, können Sie äußerst effektiv einer Winterdepression entgegenwirken.

Lichtblicke in der Gehirnforschung

Seit vor einigen Jahren bewiesen wurde, dass im Gehirn auch D3-Rezeptoren existieren, wird immer klarer, wie wichtig dieses Vitamin und auch das aktivierende Sonnenlicht für unsere Psyche sein muss. Sowohl unsere Emotionen als auch die Leistungsfähigkeit unseres Gedächtnisses und die Kontrolle unseres Verhaltens stehen unmittelbar mit unserem Vitamin-D-Spiegel in Verbindung[41]. Dass ein hoher Vitamin-D-Spiegel zudem depressive Symptome lindern kann, wurde in einer Studie nachgewiesen, die Afsane Bahrami 2017 im Rahmen einer Doktorarbeit veröffentlichte[42]. Durchgeführt wurde sie an depressiven Jugendlichen, die man neun Wochen lang täglich mit einer hohen Vitamin-D-Dosis versorgte. Interessant an dieser Studie ist, dass in den ersten Wochen der erhöhten Vitamin-D-Versorgung kaum positive Effekte zu beobachten waren, diese aber umso signifikanter wurden, je länger die Einnahme andauerte.

Für Sie bedeutet das, haben Sie ein wenig Geduld. Manchmal werden die positiven Effekte der in diesem Buch beschriebenen Tipps erst nach mehreren Wochen sichtbar. Ein wenig Durchhaltevermögen ist also schon gefragt, doch dafür ist das Ergebnis anschließend umso erfreulicher.

Auch im Alter geistig fit dank Vitamin B12

Auch ein Vitamin-B12-Mangel kann schwerwiegende Folgen haben, wie das *Deutsche Ärzteblatt* bereits 2008 berichtete[43]. Demzufolge leiden mehr Menschen unter einer entsprechenden Unterversorgung, als lange Zeit angenommen. Da zu wenig B12 auf Dauer zu irreversiblen neurologischen Schädigungen führen kann, wird empfohlen, diesen Wert frühzeitig bestimmen zu lassen. Wer einen B12-Mangel rechtzeitig erkennt und behebt, kann kognitiven Störungen, Depressionen und sogar Demenz effektiv entgegenwirken. Viel Vitamin B12 findet sich zum Beispiel in Eiern, Käse, Fisch und Fleisch, wobei Innereien, wie etwa gebratene Leber, bis zu sechsmal mehr B12 enthalten als reines Muskelfleisch. Vegetarier oder Veganer können einen B12-Mangel durch Chlorella-Algen ausgleichen oder auch durch die Einnahme entsprechender Nahrungsergänzungsmittel. Bitte erschrecken Sie in diesem Fall nicht, wenn Ihr Urin sich gelborange oder sogar rötlich färbt. Dies ist ein harmloser Nebeneffekt der erhöhten B12-Zufuhr und braucht Sie nicht weiter zu beunruhigen. Dasselbe gilt übrigens auch für die erhöhte Einnahme von Vitamin D.

Grundsätzlich gilt, nehmen Sie nicht auf Verdacht irgendwelche Tabletten ein, die alle bislang beschriebenen Stoffe enthalten. Lassen Sie lieber von einem Arzt untersuchen, mit welchen Mineralstoffen, Spurenelementen und Vitaminen Sie eventuell unterversorgt sind, und entscheiden Sie dann, wie Sie diesen Mangel am besten beheben.

Calcium und Magnesium

Auch ein Mangel an diesen beiden Mineralstoffen kann zu Symptomen führen, die man bei depressiven Menschen häufig beobachtet. Umso dramatischer ist es, dass in Deutschland laut Max-Rubner-Institut 74 Prozent aller jungen Frauen zwischen 14 und 18 Jahren nicht genügend Calcium einnehmen. In der Gruppe der über 65-Jährigen sieht es kaum besser aus. Hier sind 61 Prozent der Männer und 65 Prozent der Frauen nicht ausreichend mit Calcium versorgt.

Beim Magnesium ist der Mangel hierzulande nicht ganz so dramatisch, sehr wohl aber in den Vereinigten Staaten. 48 Prozent aller Amerikaner nehmen zu wenig Magnesium mit der Nahrung auf[44].

Da unser Magnesiumbedarf jedoch stark davon abhängt, wie viel Stress wir ausgesetzt sind, kommt es auch bei uns gerade während einer länger anhaltenden Belastungssituation häufig zu einer Unterversorgung. Wer das weiß und zumindest während stressiger Lebensphasen etwas mehr Magnesium zu sich nimmt, der kann Verspannungen, Müdigkeit, Bluthochdruck, Migräneattacken oder sogar einem Hörsturz effektiv entgegenwirken.

Sonderfall Kupfer

Bei meinen Recherchen zu diesem Buch stieß ich auch auf eine Studie, die bereits 1999 an der Universität von Krakau in Polen durchgeführt wurde[45]. Dort hatte man entdeckt, dass bei jedem fünften Depressiven ein deutlich erhöhter Kupferwert im Blut vorlag. Dass ein Kupfermangel zu gesundheitlichen Problemen führen kann, war bekannt, dass jedoch ein Kupferüberschuss mit Depressionen in Verbindung stehen könnte, war mir neu. Da ich jedoch zunächst keine weiteren Studien fand, die dieses Ergebnis bestätigt hätten, beschloss ich, diesem Spurenelement vorerst keine weitere Beachtung zu schenken.

Doch dann passierte etwas, das meine Meinung änderte. Wir hatten gerade den Umzug in unser neu gegründetes »Institut für moderne Psychotherapie« hinter uns gebracht und waren dabei, die letzten Umzugskisten auszupacken, als sowohl meine Frau als auch ich in eine ungewöhnlich trübsinnige Stimmung verfielen. Nachdem das psychische Tief auch nach zehn Tagen noch nicht vorüber war, vermuteten wir, dass es sich um eine gewöhnliche Entlastungsdepression handelte.

Entlastungsdepressionen treten vor allem dann auf, wenn Menschen nach einer längeren Phase der Belastung endlich zur Ruhe kommen. Psychodynamisch gesehen, handelt es sich hierbei um eine durchaus kluge Schutzfunktion. Wären solche Menschen nämlich einfach nur gut drauf, weil sie wieder ein Ziel erreicht haben, dann würden sie sich in dieser Euphorie sofort ein neues Ziel suchen und mit Vollgas darauf zusteuern, anstatt erst einmal ihre Akkus aufzuladen. Diese ungesunde Eigendynamik hatte ich ja bereits bei dem Beispiel mit dem Esel beschrieben, dem man zur Motivation dauernd eine Möhre vor die Nase hält, ohne ihn jedoch fressen zu lassen.

Eine Entlastungsdepression zwingt vor allem perfektionistisch veranlagte Menschen dazu, erst einmal wieder Kräfte zu sammeln, bevor Sie erneut durchstarten können. Da diese depressive Phase jedoch meist nur zwei oder drei Wochen anhält, stellt sie einen durchaus effektiven Schutz vor Burnout dar. Wobei es natürlich klüger wäre, sich von vornherein anzugewöhnen, seine Erfolge ausgiebig zu feiern und zur Belohnung grundsätzlich auch Phasen der Entspannung und des Nichtstuns einzuplanen. Auf diese Weise können Sie Ihre Erfolge wirklich genießen und sich im Anschluss voller Energie neuen Zielen widmen, anstatt von Ihrer Psyche immer wieder unsanft zur Ruhe gezwungen zu werden.

Bei meiner Frau und mir dauerte diese Phase jedoch deutlich länger als drei Wochen, weswegen wir uns systematisch auf die Suche nach anderen Auslösern machten. Dabei erinnerte ich mich auch wieder an die Studie mit den erhöhten Kupferwerten. Da die depressive Verstimmung kurze Zeit nach unserem Umzug aufgetaucht war, überprüfte ich zur Sicherheit, wie viel von diesem Spurenelement das Leitungswasser unseres neuen Hauses enthielt. Dazu war übrigens kein teurer Laborbefund nötig. Da ein Kupfergehalt von mehr als 0,6 mg pro Liter für Aquariumfische tödlich ist, bekommen Sie in Zoohandlungen oder auch im Internet bereits für ein paar Euro einen zuverlässigen Wassertest, den Sie selbst durchführen können.

Die Ergebnisse meines Wassertests waren schockierend. Der Kupfergehalt lag bei über 2,0 Milligramm pro Liter. Da wir viel Tee und Kaffee trinken, war unser Kupferkonsum allein durch unser Wasser schon doppelt so hoch wie die empfohlene Tagesdosis von 1,5 Milligramm. Zählten wir noch das Kupfer dazu, das wir durch Lebensmittel aufnahmen, erreichten wir sogar das Drei- bis Vierfache dieses Wertes. Also filterten wir fortan unser Wasser durch einen handelsüblichen Wasserfilter aus dem Reformhaus. Ein erneuter Test ergab, dass wir dadurch zumindest unser Leitungswasser vollständig von Kupfer befreien konnten.

Ob es wirklich am Kupfer lag oder ob auch der Placeboeffekt eine Rolle spielte, können wir natürlich nicht mit Sicherheit sagen, doch bereits eine Woche, nachdem wir nur noch gefiltertes Wasser benutzten, verbesserte sich unsere Stimmung zusehends. Inzwischen geht es uns wieder blendend, weswegen wir uns entschieden haben, unser Leitungswasser auch künftig nur noch gefiltert zu trinken.

Die seltsame Suche nach Biomarkern

Seit Jahrzehnten suchen Wissenschaftler rund um den Planeten nach den sogenannten Biomarkern der Depression. Also nach Substanzen, deren Fehlen beziehungsweise vermehrtes Auftreten direkt mit der Entstehung eines seelischen Tiefs in Verbindung gebracht werden kann. Und obwohl alle bislang erwähnten Mangelerscheinungen zweifelsfrei bewiesen sind, gibt es dennoch bis heute angeblich keinen einzigen Biomarker, der eindeutig mit Depressionen in Zusammenhang steht. Dafür gibt es aus meiner Sicht nur drei mögliche Erklärungen.

Erstens: Es ist eben nicht nur ein Stoff, der dafür sorgt, dass unsere Psyche aus dem Gleichgewicht kommt, sondern vielmehr eine ganze Reihe von Stoffen, die sich gegenseitig beeinflussen. Studien, die sich jeweils nur auf einen Stoff konzentrieren, können somit nie zu aussagekräftigen Ergebnissen kommen.

Zweitens: Die Art und Weise, in der diese Studien durchgeführt werden, kann kein befriedigendes Ergebnis liefern, da so gut wie immer eine Querverbindung zu Antidepressiva hergestellt wird. Lassen Sie mich das näher erläutern. Tatsächlich kommen laut Studien[46] Hunderte von Stoffen als mögliche Biomarker infrage. Doch kaum eine dieser Spuren wird weiterverfolgt, da sie nicht zur Aufgabenstellung passen, die die Geldgeber dieser Studien vorgeben. Diese Vorgabe lautet nämlich in den allermeisten Fällen: »Beweise, dass Antidepressiva helfen.«

Nach unserer eigenen Erfahrung mit Kupfer suchte ich erneut nach Hinweisen darauf, ob noch andere Universitäten entsprechende Nachforschungen angestellt hatten. Und tatsächlich wurde ich fündig, allerdings nicht so, wie ich gehofft hatte. In allen weiteren Fällen hatte man NUR überprüft, ob bei der Minderheit der Patienten, bei denen Antidepressiva tatsächlich einen messbaren Effekt zeigten, auch der Kupferwert nach der Einnahme der Medikamente gesunken war. Da dies nicht der Fall war, verfolgte man diese Spur nicht weiter.

Die naheliegendsten Tests wurden leider nicht gemacht. Wie geht es den Betroffenen, wenn sie ihr Leitungswasser filtern oder für ein paar Wochen auf kupferhaltige Lebensmittel wie Kaffee oder grünen Tee verzichten? Oder welche Auswirkung hat die regelmäßige Einnahme eines Zinkpräparats? Zink reduziert im Körper nämlich nachweislich die Aufnahme von Kupfer. Doch solche Studien wurden bislang nicht finanziert. Ob das auch damit zusammenhängen könnte, dass nach wie vor mit Antidepressiva Milliarden verdient werden, mag jeder für sich selbst entscheiden.

Mich und meine Praxiskollegen hindert das jedenfalls nicht daran, unsere Patienten auf bestimmte Zusammenhänge aufmerksam zu machen und sie zu ermutigen, selbst einige Dinge im Alltag auszutesten.

Drittens: Nicht jeder Mensch reagiert auf jeden Stoff gleich. Genetische Dispositionen sorgen dafür, dass manche eine bestimmte Substanz problemlos vertragen, während andere bei derselben Dosis diverse körperliche und psychische Störungen entwickeln. Deswegen kann ich die aktuelle Entwicklung hin zu einer personalisierten Medizin nur begrüßen. Mittlerweile lässt sich das Genom jedes Einzelnen bereits für ein paar Hundert Euro aufschlüsseln, und auch die Möglichkeiten der Datenverarbeitung waren noch nie so umfassend wie heute. Es gibt Armbanduhren und sogar Ringe, die alle Vitalwerte über den Tag hinweg erfassen, sowie Apps, in denen man sein tägliches Konsumverhalten ohne großen Aufwand eintragen kann. Es ist nur noch eine Frage der Zeit, bis Konzerne wie Apple oder Google eine Möglichkeit entwickeln, all diese Daten so auszuwerten, dass jeder ganz individuell über sein Smartphone informiert wird, wann er welche Nahrung, welche Medikamente und welche Nahrungsergänzungsmittel zu sich nehmen sollte, um einen optimalen Gesundheitszustand sicherzustellen.

Was die körperliche Bewegung angeht, existieren solche Apps bereits. Sogenannte Fitness-Tracker, die meist in Form von Armbändern oder Armbanduhren angeboten werden, informieren einen laufend darüber, ob man sich schon genug bewegt oder welchen Puls man zum Beispiel während des Laufens hat.

Auch wenn das Sammeln und Auswerten gesundheitsrelevanter Daten von vielen zu Recht mit Argwohn betrachtet wird, so dürfen wir dennoch nicht außer Acht lassen, dass darin auch eine große Chance steckt, endlich die wahren Ursachen diverser Erkrankungen zu entschlüsseln. Zumindest was Depressionen betrifft, wäre das dringend notwendig, denn nach wie vor gibt es wie gesagt keine »offiziellen« Biomarker für diese seelische Erkrankung.

Insofern finde ich es mehr als verstörend, dass Pharmakonzerne seit über 40 Jahren unablässig verkünden, dass ein Mangel an Serotonin und Noradrenalin für Depressionen verantwortlich wäre. Denn ein wissenschaftlicher Beweis für diese Behauptung fehlt bis heute[47]. Scheinbar muss man etwas nur lange genug wiederholen, bis irgendwann jeder daran glaubt.

Das ist ein bisschen so wie mit Spinat und seinem angeblich extrem hohen Eisengehalt. Tatsächlich entstand diese Fehlinformation durch einen Druckfehler in einer alten Nährwerttabelle. Ein Komma war verrutscht, und so wurden aus 3,5 Milligramm Eisen je 100 Gramm Spinat satte 35 Milligramm. Da sich aber Hunderte späterer Publikationen an dieser Nährwerttabelle orientierten, war der Eisenmythos geboren. Selbst die Idee zur Comicfigur Popeye, dem Matrosen, der von jeder Portion Spinat eisenharte Muskeln bekommt, basiert somit auf nichts weiter als einem Irrtum.

Mal eben ein paar Supplemente einnehmen hilft nicht

Wer die vorangegangenen Seiten gelesen hat, könnte vielleicht auf die Idee kommen, dass die Einnahme einiger Kombipräparate, in denen Vitamine, Mineralstoffe und Spurenelemente zusammengefasst sind, auf keinen Fall schaden dürfte. Doch ganz so einfach ist die Sache leider nicht, auch wenn die Hersteller diverser Nahrungsergänzungsmittel uns das gerne glauben lassen würden. Solange Sie nicht wissen, WARUM bei Ihnen ein Mangel oder auch ein Überschuss an bestimmten Stoffen besteht, laufen Sie nämlich erneut Gefahr, wieder mit den falschen Werkzeugen an den falschen Baustellen zu arbeiten.

Um das besser zu verstehen, stellen Sie sich bitte folgende Situation vor: Sie fahren mit Ihrem Auto von A nach B. Doch der Wagen läuft nicht mehr so gut wie bisher. Er macht laute Geräusche, die Lenkung ist extrem unruhig, und auch der Kraftstoffverbrauch hat sich in letzter Zeit deutlich erhöht. Aber kein Problem, Benzin gibt es ja an jeder Ecke, also tanken Sie einfach etwas öfter, und alles ist gut. Hätten Sie sich jedoch die Zeit genommen, Ihr Auto einmal etwas gründlicher zu inspizieren, hätten Sie vielleicht bemerkt, dass Sie einen platten Reifen haben. Deshalb war es so schwer, den Wagen auf Spur zu halten, und somit erklären sich auch die lauten Fahrgeräusche und der erhöhte Verbrauch. Ignorieren Sie diese neue Erkenntnis aber weiterhin und begnügen sich damit, einfach nur häufiger zu tanken, ist es bloß eine Frage der Zeit, bis zuerst die Felge und später auch das ganze Fahrwerk ruiniert ist.

Nicht anders verhält es sich, wenn Sie einfach nur ein paar fehlende Stoffe durch Supplemente auffüllen, ohne zu ergründen, warum diese Ihnen seit geraumer Zeit fehlen. So könnte zum Beispiel eine Glutenunverträglichkeit dafür sorgen, dass Zink über den Darm nicht verwertet werden kann. Oder eine Überdosierung von Thyroxin hat dazu geführt, dass Sie wesentlich mehr Mineralstoffe und Spurenelemente verbrauchen als normalerweise üblich. Selbst wenn nur eine sehr einseitige Ernährung für diverse Mängel infrage kommt, wäre es gesünder, sich um eine bessere Ernährung zu bemühen, anstatt die fehlenden Stoffe nur über ein paar Tabletten zuzuführen. Denn Nahrungsergänzungsmittel können Ihnen weder die Vielfalt noch die Qualität all der Stoffe bieten, die Sie durch eine ausgewogene Ernährung zu sich nehmen.

Viel Serotonin macht nicht glücklich, sondern krank

Mit dem Serotonin ist es wie mit dem Spinat. Nachdem die Lüge, dass ein erhöhter Serotoninspiegel glücklich macht, erst einmal in der Welt war, wurde sie zigtausendmal kopiert und immer weiter verbreitet. Doch dadurch, dass jeder Zweite denkt, etwas sei wahr, wird es nicht wahrer. Spinat enthält heute ja auch nicht mehr Eisen als vor hundert Jahren, nur weil diese »Lüge« seither in Tausenden von Büchern als Wahrheit verkauft wurde.

Zu viel Serotonin macht nicht zwingend glücklicher. Vielmehr führt es zu sexuellen Funktionsstörungen sowie zu weiteren unangenehmen Symptomen, welche man unter dem Begriff Serotoninsyndrom[48] zusammengefasst hat. Dazu gehören: Übelkeit, übermäßiges Schwitzen, schnellerer Pulsschlag, Durchfall, schnellere Atmung, Unruhe, Halluzinationen, Zittern, Muskelzucken und Krampfanfälle. Denken Sie also lieber zweimal darüber nach, ob Sie Ihren Serotoninspiegel wirklich durch Antidepressiva erhöhen möchten.

Der Diplompsychologe und Psychotherapeut Thorsten Padberg fasst in einem Artikel, der 2018 im *Psychotherapeutenjournal*[49] erschienen ist, die Wirksamkeit von Antidepressiva wie folgt zusammen:

In leichten, mittelschweren und nicht allzu schweren Fällen erzeugen Antidepressiva im Durchschnitt keinen größeren Effekt als Placebos. Die Chance auf einen pharmakologischen Effekt der Behandlung in Ihrem konkreten Fall liegt bei ca. 14 %. Sie müssen daher überlegen, ob Ihnen die Chance auf diese Verbesserung die Nebenwirkungen, die Sie möglicherweise verspüren werden (wie Mundtrockenheit, Gewichtszunahme, Absetzsyndrome, Verlust der sexuellen Appetenz etc.), wert sind.

Hätte Ihr Arzt Ihnen die erste Packung Antidepressiva mit diesen Worten übergeben, hätten Sie diese dann auch ohne zu zögern eingenommen? Oder hätten Sie darauf bestanden, dass er Sie noch mal gründlich untersucht, um zum Beispiel herauszufinden, ob vielleicht doch ein Mangel an bestimmten Substanzen oder eine chronische Entzündung der eigentliche Verursacher Ihrer psychischen Probleme ist?

2.6 Ursache Nr. 6: Chronische Entzündungen

2013 erschien ein Artikel in *Nature Medicine*, in dem vermutet wurde, dass manche Antidepressiva überhaupt nur einen positiven Effekt bei Depressionen haben, weil sie als »Nebenwirkung« entzündungshemmende Eigenschaften aufweisen[50]. Das würde auch erklären, warum diese Medikamente, wenn überhaupt, erst nach zwei oder drei Wochen eine positive Wirkung erzielen. Würden Antidepressiva, wie immer behauptet wird, über die Beeinflussung von Neurotransmittern im Gehirn wirken, dann müsste ein solcher Effekt ja schon nach wenigen Stunden messbar sein. Bis jedoch ein Entzündungsherd im Körper erfolgreich bekämpft worden ist, dauert es mehrere Tage oder gar Wochen.

Die Erkenntnis, dass eine Depression binnen weniger Tage vollständig verschwinden kann, wenn eine Entzündung im Körper erkannt und kuriert wurde, ist ohnehin nicht neu. In meiner zwanzigjährigen Laufbahn als TV-Journalist mit Schwerpunkt Wissenschaft und Medizin traf ich immer wieder auf Mediziner, die mir davon berichteten, dass Entzündungen der Harnwege, der Nasennebenhöhlen oder auch der Zahnwurzeln häufig mit depressiven Verstimmungen einhergingen. Viele der Betroffenen erholten sich auch psychisch erstaunlich schnell, sobald die jeweilige Entzündung abgeklungen war. Besonders häufig lässt sich dieser Effekt übrigens bei entzündlichen Darmerkrankungen beobachten. Nicht umsonst heißt es, dass der Darm unser zweites Gehirn sei.

Mein Rat an Sie lautet deshalb, lassen Sie sich gründlich abchecken, und bestehen Sie darauf, dass sowohl ein großes Blutbild als auch ein Mineralstoffspiegel erstellt wird. Dadurch können Sie nicht nur Entzündungen im Körper aufspüren, sondern Sie erhalten auch einen guten Überblick, welche Stoffe bei Ihnen derzeit nicht ausreichend vorhanden sind. Je mehr Informationen Sie haben, umso eher kann ein ganzheitlich orientierter Arzt die wahren Ursachen Ihrer Depression ergründen und entsprechende Gegenmaßnahmen einleiten.

Menschen mit entzündlichen Krankheiten sind häufiger depressiv

Menschen, die unter einer chronischen Erkrankung wie zum Beispiel Rheuma oder Multipler Sklerose leiden, haben auch überdurchschnittlich oft mit Depressionen zu kämpfen. Lange Zeit dachte man, dass das Wissen um die eigene Krankheit die Ursache für Niedergeschlagenheit und letztlich auch die Depression wäre. Doch bei genauerer Betrachtung stellte sich heraus, dass es sich vor allem um Krankheiten handelte, bei denen entzündliche Prozesse eine Rolle spielten. Zwar war die Wahrscheinlichkeit einer Depression auch bei schweren Krankheiten ohne Entzündung leicht erhöht, aber bei Weitem nicht in dem Maß.

Doch leider hat die Forschung zu diesem Thema lange Zeit wenig hilfreiche Ergebnisse zutage gefördert, weil auch hier häufig nur untersucht wurde, inwieweit eine Entzündung Einfluss auf den Serotoninstoffwechsel hat. Die reine Fokussierung auf das Serotonin erinnert mich dabei immer wieder an einen Spruch, den einer meiner Lehrer gerne zum Besten gab:

»Wer als Werkzeug nur einen Hammer kennt,
für den sieht alles aus wie ein Nagel.«

Denn tatsächlich wirken sich Entzündungen auf wesentlich mehr Botenstoffe aus als nur auf das Serotonin. Der Dopamin- und Glutamatstoffwechsel ist ebenso betroffen wie der Kynureninstoffwechsel. Und welchen Schaden zu viel Kynurenin im Gehirn anrichten kann, habe ich ja bereits in Kapitel 2 ausführlich beschrieben. All diese Neurotransmitter haben zudem einen gewaltigen Einfluss auf unsere Motivation, unsere motorischen Fähigkeiten sowie unsere internen Warnsysteme, die Angst und Erregung auslösen. Anstatt also mit Medikamenten immer mehr Neurotransmitter im Gehirn zu manipulieren, sollten wir lieber darüber nachdenken, ob nicht zum Beispiel eine Entzündung die eigentliche Ursache für das Ungleichgewicht im Neurotransmitterhaushalt sein könnte.

Antibiotika sind nur selten eine Lösung

Oft resultieren Entzündungen im Körper aus einem Fehlverhalten, das zum Teil über Jahre hinweg stattgefunden hat. Zu viel Alkohol, Gluten oder Zucker wären typische Beispiele dafür. Aber auch Erkrankungen, wie zum Beispiel grippale Infekte, die nicht richtig auskuriert, sondern nur mit Medikamenten unterdrückt wurden, führen dazu, dass der Körper über einen längeren Zeitraum mit Entzündungsherden zu kämpfen hat.

Wer jetzt allerdings nur kurzfristig die Entzündung durch Antibiotika bekämpft, ohne sich um die eigentlichen Auslöser zu kümmern, der wird über kurz oder lang erneut mit denselben Problemen zu kämpfen haben. Deshalb wird es höchste Zeit, dass Sie die Verantwortung für Ihr Handeln und somit auch für Ihre Gesundheit übernehmen. Sie können diese Verantwortung auch nicht auf Ihren Arzt übertragen. Der weiß nämlich in der Regel weder, wie Sie sich genau ernähren, noch, wie Sie denken. Er kann Ihnen nur aufgrund der wenigen Informationen, die Sie ihm geben, ein Medikament anbieten und vielleicht noch etwas Bewegung verordnen. Dabei bin ich gar nicht grundsätzlich gegen Medikamente. Dort, wo sie echte Ursachen bekämpfen, sind sie ein Segen für die Menschheit. Wo hingegen nur an Symptomen herumgedoktert wird, steigt die Gefahr erheblich, durch »unnötige« Medikamente noch weitere Probleme zu verursachen.

2.7 Ursache Nr. 7: Verändertes Sozialverhalten durch Social Media und Handys

Laut einer 2017 veröffentlichten Studie leiden junge Erwachsene umso häufiger an Depressionen und Angststörungen, je mehr verschiedene Social-Media-Plattformen sie aktiv nutzen[51]. Dazu gehören unter anderem WhatsApp, Facebook, Snapchat, Instagram, Pinterest, Twitter, LinkedIn, Xing sowie diverse Online-Foren und YouTube.

Alle diese Plattformen werden vorrangig über das Smartphone genutzt, über das man zusätzlich auch noch Nachrichten per SMS und Mail empfangen und verschicken kann. Das Handy ist somit für viele die wichtigste Verbindung zur Außenwelt, und nicht selten erwische selbst ich mich bei dem Gedanken: »Wie haben wir das alles eigentlich früher hinbekommen, als es noch keine Handys gab?«

Doch für die uneingeschränkte Verfügbarkeit von Informationen sowie die ständige Erreichbarkeit zahlen wir einen hohen Preis. Wir werden im wahrsten Sinn des Wortes abhängig von unserem Smartphone. Ob und wie weit diese Sucht auch bei Ihnen schon fortgeschritten ist, können Sie anhand folgender fünf Fragen herausfinden:

- Haben Sie schon mal Ihr Handy verloren oder sind versehentlich ohne aus dem Haus gegangen und haben sich regelrecht »unvollständig« gefühlt, sobald Sie den Verlust bemerkt haben?

- Checken Sie morgens nach dem Aufwachen als Erstes Ihr Smartphone, noch bevor Sie aufstehen, frühstücken oder gar aufs Klo gehen?

- Waren Sie schon mal mit Freunden zum Essen verabredet und haben währenddessen mehrfach Ihr Handy gecheckt?

- Lesen Sie eingehende Textnachrichten selbst dann sofort, wenn Sie sich gerade mit jemandem unterhalten oder einen spannenden Film ansehen?

- Nutzen Sie jede freie Minute, um auf Ihrem Handy zu spielen oder kurz mal bei Facebook oder Instagram reinzuschauen?

Wenn Sie eine oder gar mehrere dieser Fragen mit Ja beantwortet haben, dann sind auch Sie bereits süchtig nach Ihrem Smartphone. Zuständig für die Abhängigkeit ist ein Neurotransmitter namens

Dopamin. Dieser Botenstoff aktiviert im Gehirn das Belohnungszentrum, wodurch Vorfreude und intensives Verlangen entstehen. Verstärkt wird dieses Verlangen durch den Faktor »Unsicherheit«. Wer hat uns eine Nachricht geschickt, was hat ein Freund gerade gepostet, und welche spannende Neuigkeit verbirgt sich hinter dieser Schlagzeile? Dopamin wird übrigens nicht nur bei der Benutzung eines Smartphones ausgeschüttet, sondern auch wenn wir Alkohol trinken, Drogen nehmen oder Sex haben.

Überall, wo dieser Botenstoff im Spiel ist, besteht auch die Gefahr, süchtig zu werden. Doch genauso, wie man ab und an Alkohol trinken kann, ohne abhängig zu werden, und ein erfülltes Sexualleben ohne Sucht möglich ist, kann man auch einen gesunden Umgang mit dem Smartphone erlernen. Der Weg dorthin führt aber keineswegs nur über Verzicht oder eine zeitlich eingeschränkte Nutzung. Es geht auch darum, Ihr Smartphone anders, sprich besser zu benutzen.

Der eigentliche Faktor, der Smartphones so gefährlich macht, ist nämlich die schnelle Lustbefriedigung. Es bedarf nur einer einzigen Fingerbewegung, um sich während einer anstrengenden Arbeit mal kurz mit einem Spiel oder ein wenig Ablenkung auf Pinterest oder Instagram zu belohnen. Wie kurz diese Belohnung letztendlich wirklich ausfällt, wurde vor allem iPhone-Nutzern spätestens mit dem iOS 12-Update schmerzlich bewusst.

Seit die Funktion »Bildschirmzeit« eingeführt wurde, klärt Apple seine Nutzer nämlich mithilfe eines wöchentlichen Berichts darüber auf, wie lange sie tatsächlich auf ihr Display starren und mit welchen Apps sie die meiste Zeit verbringen. Da dies vor allem bei Kindern und Jugendlichen häufig aus dem Ruder läuft, bietet das neue Betriebssystem zudem die Möglichkeit, die Nutzung bestimmter Apps zeitlich zu limitieren. Bei Android-Geräten können Sie ähnliche Funktionen übrigens mithilfe von Apps wie zum Beispiel »FamilyTime« installieren. Das ist auch dringend notwendig, denn laut einer in Deutschland durchgeführten Studie[52] verbringt die Gruppe der 10- bis 19-Jährigen durchschnittlich 287 Minuten pro Tag mit audiovisuellen Medien, der Großteil davon mit dem Smartphone.

Doch warum macht diese vermehrte Nutzung eigentlich depressiv? Zum einen, weil wir uns unserer Sucht durchaus bewusst sind und dennoch nichts dagegen unternehmen können oder wollen. Und wer zu lange wider besseres Wissen handelt, bei dem stellt sich irgendwann zwangsläufig ein schlechtes Gewissen ein, das auf Dauer depressiv macht. Zum anderen neigen Menschen bei der Benutzung von Social-Media-Plattformen dazu, sich selbst permanent mit anderen zu vergleichen. Dieser ständige unterschwellige Konkurrenzkampf verhindert jedoch, dass wir echte Bindungen eingehen, in denen man unsere Schwächen ebenso akzeptiert wie unsere Stärken. Stattdessen werden in erster Linie Bilder und Videos gepostet, in denen man von seinen Erfolgen, seinen tollen Urlaubsreisen oder von sonst irgendetwas berichtet, das tendenziell Neid erzeugt. Statt sich mit seinen Freunden aufrichtig zu freuen, entsteht immer häufiger das Gefühl, dass alle anderen mehr Spaß haben, spannendere Sachen erleben oder zumindest konsequenter und erfolgreicher ihre Träume verwirklichen als man selbst.

Doch auch das andere Extrem ist zu beobachten. Gemeint ist das Posten von Katastrophen und Missständen aller Art. Wer sich täglich Videos von misshandelten Tieren, verheerenden Unfällen, grausamen Gewalttaten oder Umweltsünden ansieht oder gar selbst verbreitet, der braucht sich nicht zu wundern, wenn er irgendwann das Gefühl hat, dass die Erde kein lebenswerter Ort mehr ist. Dass es sich hierbei jedoch lediglich um einen kleinen und äußerst einseitigen Teilaspekt des Lebens handelt, scheinen viele nicht wahrzunehmen.

Natürlich gibt es auch Menschen, die einfach richtig viel Pech im Leben hatten. Wer schwere Schicksalsschläge, Missbrauch oder Gewalt erlebt hat, hat jedes Recht der Welt, sich niedergeschlagen und desillusioniert zu fühlen. Meine langjährige Praxiserfahrung hat jedoch gezeigt, dass seltsamerweise gerade diese Menschen es viel schneller schaffen, sich aus Ängsten, Depression und Burnout zu befreien, als solche, deren Leben eher behütet verlaufen ist. Vermutlich hat das Durchleben großer Schmerzen die Betroffenen wesentlich robuster und stärker gemacht, als so manchem bewusst ist.

Egal ob Sie bisher Pech oder Glück im Leben hatten, was Sie in der Zukunft erwartet, hängt entscheidend davon ab, worauf Sie Ihren Fokus richten. Ich lebe seit 24 Jahren in Berlin, und das Schlimmste, was mir in dieser Zeit zugestoßen ist, waren zwei Fahrraddiebstähle. Zugegeben, alle drei oder vier Jahre werde ich auch mal Augenzeuge eines unangenehmen oder gar bedrohlichen Vorfalls. Doch anstatt mich auf diese Ausnahmefälle zu konzentrieren, habe ich mich entschlossen, immer das ganze Bild im Auge zu behalten. Und das bedeutet, dass ich die meiste Zeit ein gutes und angenehmes Leben in Berlin führe, bis wieder mal ein Tag kommt, an dem mir klar wird, dass diese Stadt auch eine andere Seite hat.

Lasse ich meinen Blick auf die Welt jedoch durch das bestimmen, was mir die Medien Tag für Tag vor Augen führen, ergibt sich ein ganz anderes Bild. Denn gezeigt wird ausschließlich, was Zuschauer beziehungsweise Klicks generiert. Nur die Schönen und Reichen sowie möglichst viel Elend und Gewalt erzeugen genügend Aufmerksamkeit, um ausreichend Werbezeiten verkaufen zu können. Die sozialen Medien bilden hierbei keine Ausnahme. Auch hier gibt uns diese extrem polarisierende Berichterstattung das Gefühl, dass entweder alle anderen mehr Spaß am Leben haben oder aber wir ohnehin schon verloren sind, weil die Welt vor die Hunde geht. Tatsächlich aber haben wir nie in einer sichereren Zeit gelebt als heute. So nimmt zum Beispiel die Zahl der kriegerischen Auseinandersetzungen seit den 90er-Jahren kontinuierlich ab. Der einzige Unterschied besteht darin, dass wir heute dank der modernen Technik über jede Gräueltat informiert werden, während wir in den 1990ern das meiste schlicht verpasst haben.

Ob und wie häufig wir uns mit belastenden Informationen auseinandersetzen, unterliegt übrigens größtenteils unserer eigenen Verantwortung. Ich schaue und höre deshalb seit über zwölf Jahren keine Nachrichten mehr. Dennoch habe ich bislang nichts wirklich Wichtiges verpasst. Was ich mir aber erspart habe, waren über 1000 Stunden, in denen mein Gehirn völlig unnötig negativ konditioniert worden wäre. Immerhin haben mindestens 95 Prozent aller Nachrichten, die wir täglich serviert bekommen, nicht das Geringste mit unserem persönlichen Lebensumfeld zu tun.

Qualität statt Quantität

In zwei Langzeitstudien über 75 Jahre hinweg wollten Forscher der Harvard University herausfinden, was Menschen wirklich glücklich macht[53]. Dabei stellte sich heraus, dass gute zwischenmenschliche Beziehungen uns nicht nur glücklicher, sondern sogar gesünder machen. Die Studienteilnehmer, die im Alter von 50 Jahren intensive und erfüllende Freundschaften und Beziehungen pflegten, waren auch mit 80 Jahren noch deutlich gesünder als der Durchschnitt. Entscheidend war dabei weniger die Anzahl der Sozialkontakte als vielmehr deren Qualität. Dagegen sorgt die vermehrte Nutzung sozialer Medien gerade für das Gegenteil. Immer mehr oberflächliche Freundschaften stehlen uns die Zeit, die wir bräuchten, um wahre Freundschaften zu pflegen. Und das geht nun mal nur von Angesicht zu Angesicht.

Wer zu viel Zeit mit sozialen Medien verbringt, mag vielleicht immer mehr Online-Freunde und Follower haben, ECHTE Beziehungen aber werden immer rarer. Und genau die wären die Grundvoraussetzung für ein glückliches Leben, wie die Studie aus Harvard eindeutig gezeigt hat.

Sofortmaßnahmen

Wenn auch Sie den Verdacht haben, dass die vermehrte Nutzung Ihres Smartphones ursächlich mit dem Auftauchen einer Depression in Verbindung steht, gibt es eine Reihe von Maßnahmen, die Sie sofort ergreifen können. Keine Sorge, Sie müssen Ihr geliebtes Handy dazu nicht gleich wegschmeißen. Es geht vielmehr darum, es BESSER zu nutzen. Hier ein paar Tipps, die recht schnell zu einer deutlichen Verbesserung Ihres Lebensgefühls führen können.

Tipp Nr. 1: Nutzen Sie Ihr Handy produktiv!
Statt mit Spielen und dem Durchforsten unzähliger Social-Media-Posts nur Zeit totzuschlagen, reaktivieren Sie ein altes Hobby oder erlernen Sie ein neues. Zum Beispiel Fotografieren, Malen oder Kochen. Bei alldem dürfen Sie gerne Ihr Smartphone verwenden. Schließlich ist in den meisten Handys mittlerweile eine richtig gute Kamera eingebaut, und auch die Nachbearbeitungsmöglichkeiten über diverse Apps sind mehr als beeindruckend. Über kostenlose Videos auf YouTube oder Instagram können Sie zudem lernen, wie man gute Porträts malt oder ein leckeres Essen zubereitet. Doch Achtung: Es geht nicht darum, sich 100 Videos anzusehen und kein einziges Mal den Zeichenstift oder den Kochlöffel in die Hand zu nehmen. Sobald Sie etwas gefunden haben, von dem Sie sagen, das würde ich auch gerne können, legen Sie sofort los!

Vielleicht denken Sie jetzt: So groß ist die Umstellung doch gar nicht. Doch täuschen Sie sich nicht. Aktiv auf etwas Neues hinzuarbeiten, statt sich nur von etwas abzulenken, ist für viele eine gewaltige Veränderung ihrer bisherigen Routine. Aber die Mühe lohnt sich, wie ich Ihnen anhand eines kleinen Beispiels aus unserer Praxis berichten möchte:

Eine 34-jährige Frau kam mit einem akuten Burnout-Syndrom zu uns in die Praxis. Die alleinerziehende Mutter von zwei Kindern arbeitete als Kindergärtnerin und beklagte sich bitterlich über ihre

Chefin sowie zwei mobbende Kolleginnen. Dennoch liebte sie es, mit Kindern zu arbeiten, und konnte sich auch keinen anderen Beruf vorstellen. Wann immer sie mal ein paar Minuten Zeit hatte, spielte sie auf ihrem Handy »Candy Crush«. Wieder ein neues Level zu erreichen verschaffte ihr zumindest kurzzeitig ein Erfolgserlebnis sowie das Gefühl, auch noch so etwas wie Freizeit zu haben.

Nachdem wir die »FamilyTime-App« auf ihrem Handy installiert hatten, stellte sich heraus, dass sie durchschnittlich eineinhalb Stunden am Tag mit diesem Spiel verbrachte. Meist abends, wenn ihre Kinder im Bett waren, oder auch, während sie mit dem Bus zur Arbeit fuhr. Im Laufe des letzten Jahres hatte sie auf diese Weise rund 550 Stunden ihres Lebens wortwörtlich »verspielt«. In Arbeitstagen von jeweils acht Stunden gerechnet, waren das mehr als 68 Tage. Geschockt von dieser Erkenntnis, nahm sie sich vor, diese Zeit, zumindest für die kommenden vier Wochen, der Reaktivierung eines alten Hobbys zu widmen: der Fotografie. Anfänglich surfte sie im Web nach Tipps und Tricks für bessere Porträtfotos. Später nutzte sie vor allem die Abende, um sich über YouTube-Videos mit Software vertraut zu machen, mit der sich Fotos besonders gut bearbeiten ließen.

Während dieser Zeit kam ein Fotograf in ihren Kindergarten, um wie üblich einmal im Jahr alle Kinder abzulichten. Die Fotos waren, wie schon die Jahre zuvor, alles andere als zufriedenstellend. Weder der Witz noch der Charme noch irgendeine andere Charaktereigenschaft, die die Persönlichkeit der Kinder ausmachten, war auf den Bildern zu erkennen. Ein Bild glich auf erschreckende Weise dem anderen. Lauter Kindergesichter, die gequält in die Kamera lächelten, ohne auch nur einen Funken echter Lebensfreude zu versprühen. Zähneknirschend kauften die Eltern die Erinnerungen an ihre Sprösslinge, nicht jedoch, ohne enttäuscht zu bemerken, dass das eigene Kind darauf kaum wiederzuerkennen sei.

Drei Monate später nahm meine Patientin, einem inneren Impuls folgend, ihre Kamera mit in die Arbeit und fotografierte die

Kinder, während sie spielten, lachten, tobten und sangen. An den darauffolgenden Abenden bearbeitete sie die Bilder noch etwas und ließ sie schließlich ausdrucken.

Als im Kindergarten ein Sommerfest vorbereitet wurde, dekorierte sie die Wände im Eingangsbereich mit ihren Fotos.

Sowohl die Eltern als auch die Kollegen waren begeistert, und viele Eltern fragten sofort, ob sie einige der Fotos erwerben könnten. Und obwohl sie pro Abzug nur 3,50 Euro verlangte, verdiente meine Patientin an diesem Tag fast genauso viel wie ansonsten in einer Woche ihrer regulären Arbeitszeit.

Das Ganze hat sich im Sommer 2017 zugetragen. Bereits im Herbst desselben Jahres kündigte sie selbstbewusst ihre Arbeitsstelle, um nur noch ihrer neuen Leidenschaft nachzugehen. Als ehemalige Erzieherin und mithilfe ihrer beeindruckenden Fotos fiel es ihr leicht, auch andere Kindergärten davon zu überzeugen, sie künftig als Fotografin zu engagieren. So arbeitet sie nun weiterhin mit Kindern, jedoch vollkommen selbstbestimmt und ohne nervige Vorgesetzte oder unangenehme Kollegen. Ihre Arbeitszeit hat sich seither, trotz längerer Fahrzeiten, um gut 30 Prozent reduziert, während ihr Verdienst sich fast verdoppelt hat. Sicher ahnen Sie es bereits: Auch ihr Burnout-Syndrom hatte sich förmlich in Luft aufgelöst.

Tipp Nr. 2: Nutzen Sie Hörbücher!

Selbst wenn Sie seit Kindertagen kein Hörspiel mehr gehört haben, gönnen Sie sich ein paar Tage Zeit, um ein Gefühl dafür zu bekommen, wie hilfreich und heilsam Hörbücher sein können. Ich hatte schon öfter Patienten in der Praxis, die überzeugt davon waren, dass so etwas nichts für sie wäre, und die sich wenige Monate später zu absoluten Hörbuchfans entwickelt hatten. Immerhin war sowohl die Qualität als auch die Auswahl an Hörbüchern nie größer als heute. Zudem geht es nicht einfach nur um Ablenkung – das Hören spannender, humorvoller oder auch lehrreicher Inhalte hat einen unmittelbar positiven Effekt auf Ihre Gesundheit, da es einen der Hauptauslöser von Depressionen blockiert.

Sowohl Depressive als auch Burnout-Geplagte reden nämlich in Gedanken ständig mit sich selbst. Allerdings führen diese inneren Monologe in aller Regel nur dazu, dass man sich noch depressiver und ausgebrannter fühlt. Ein gutes Hörbuch hingegen bespielt den Sinneskanal, auf dem diese schädlichen Selbstgespräche ablaufen, mit neuen und »ungefährlicheren« Informationen. Statt sich immer weiter in eine Krankheit hineinzureden, folgt das Gehirn einer spannenden, lustigen oder auch lehrreichen Geschichte, und der innere Monolog kommt zumindest für ein paar Stunden zur Ruhe. Diese »erzwungenen« Grübelpausen unterstützen Ihr Gehirn dabei, jene neuronalen Verknüpfungen aufzulösen, in denen negative Gedanken gespeichert sind. Dadurch gelingt es Ihnen schon nach wenigen Wochen, immer schneller aus dem Gedankenkarussell der schädlichen Selbstgespräche auszusteigen, was wiederum zu einer deutlichen Reduzierung aller depressiven Symptome führt.

Der Einstieg in die Welt der Hörbücher ist also gleichzeitig ein Ausstieg aus negativen Gedankenspiralen. Um Ihnen diesen Übergang etwas zu erleichtern, habe ich eine Auswahl besonders guter Hörbücher unterschiedlicher Genres zusammengestellt, mit denen viele unserer Patienten bereits gute Erfahrungen gemacht haben. Sie finden diese auf unserer Webseite: www.Depressionen-loswerden.de unter dem Reiter: Hilfreiche Hörbücher.

Es funktioniert auch, ohne daran zu glauben

Womöglich mag der ein oder andere von Ihnen beim Lesen der letzten Absätze gedacht haben: »So oft, wie ich am Grübeln bin, müsste ich ja von morgens bis abends Hörbücher hören. Wie soll denn das gehen?« Machen Sie sich in diesem Fall bitte klar, dass es in erster Linie Ihr antrainierter Zweckpessimismus ist, der solche automatisierten Gedanken entstehen lässt. Sich etwas Neues anzugewöhnen ist am Anfang immer schwer. Dabei müssen Sie noch nicht einmal daran glauben, dass das Hören von Hörbüchern Ihnen helfen kann. Die positive Wirkung setzt selbst dann ein, wenn Sie voller Zweifel sind.

Sie können das gut mit einem Kind vergleichen, das seine ersten Klavierstunden nimmt. Es muss anfänglich nicht daran glauben, dass es eines Tages auch anspruchsvolle Stücke spielen kann. Alles, was es zunächst machen sollte, sind seine täglichen Fingerübungen: zuerst mit jeder Hand einzeln, später mit beiden zusammen, und irgendwann wird es gelingen, dass die linke etwas völlig anderes spielt als die rechte. Zu diesem Zeitpunkt wird das Kind schon erste kleine Stücke vom Blatt spielen können. Und spätestens dann wird es auch GLAUBEN, dass es bald richtig gut Klavierspielen kann, wodurch die positive Entwicklung natürlich noch schneller voranschreitet.

Bevor Sie also entscheiden, dass Hörbücher nichts für Sie sind, wäre mein Vorschlag, Ihrer Gesundheit zuliebe wenigstens einen Testlauf von zwei Wochen zu machen. Einem Kind, das nach der ersten Klavierstunde enttäuscht behauptet: »Ich werde das nie lernen«, würden Sie doch bestimmt einen ähnlichen Rat geben, oder nicht?

Tipp Nr. 3: Weniger ist mehr!

Medikamente, die einem nicht mehr guttun, setzt man besser nicht abrupt ab, sondern schleicht sie langsam aus. Auch die Zeit, die Sie auf Social-Media-Plattformen verbringen, können Sie auf diese Weise reduzieren. Sie müssen keineswegs ganz darauf verzichten. Verringern Sie diese Zeit einfach Schritt für Schritt, bis Sie nur noch maximal eine Stunde pro Tag damit beschäftigt sind. Sie werden schnell feststellen, dass Sie nichts Wichtiges verpassen und künftig wieder viel mehr Zeit für Dinge haben, die Ihnen wirklich guttun.

Selbst wenn Sie diese Plattformen beruflich nutzen, werden Sie von so einer Reduzierung profitieren, denn in diesem Fall greift etwas, das man das »Parkinson'sche Gesetz« nennt. Dieses Gesetz besagt, dass eine Aufgabe genau so viel Zeit in Anspruch nimmt, wie wir ihr zugestehen, ohne dass sich die Qualität der Arbeit dadurch großartig verändern würde.

Als ich das erste Mal von diesem Gesetz hörte, dachte ich spontan, dass das auf keinen Fall stimmen kann. Doch dann erinnerte ich mich daran, wie es war, wenn ich früher in der Schule ein Referat halten musste. Manchmal verbrachte ich Tage mit der Vorbereitung, viel öfter jedoch recherchierte und lernte ich erst auf den letzten Drücker. An den Noten änderte sich dabei kaum etwas, egal ob ich Tage investiert hatte oder nur Stunden. Der Grund dafür ist das besagte Parkinson'sche Gesetz. Je weniger Zeit wir einer Aufgabe zugestehen, umso effektiver und zielorientierter arbeiten wir und umso weniger verlieren wir uns in Nebensächlichkeiten. Fast schon automatisch wenden wir dabei auch das bereits erwähnte Pareto-Prinzip an und konzentrieren uns auf die 20 Prozent des Lernstoffes, die 80 Prozent der möglichen Punkte bringen.

Übertragen auf die Nutzung sozialer Medien bedeutet das: Beschränken Sie die Zeit, die Sie täglich damit verbringen, auf maximal eine Stunde, und erledigen Sie alles am Stück. Dasselbe gilt auch für die Beantwortung von E-Mails. Es macht einen gewaltigen Unterschied, ob Sie über den Tag verteilt immer wieder mal ein paar Nachrichten beantworten oder ob Sie sich an feste Zeiten halten. Wer zum Beispiel grundsätzlich nur nachmittags von 15.00 Uhr bis 16.00 Uhr seine Mails beantwortet, der wird nicht nur wesentlich schneller seinen Postausgang leeren, sondern auch immer seltener Mails ansammeln, auf die er gerade keine Lust hat. Denn das strenge Limitieren der Zeit verändert automatisch auch die Effizienz, mit der man solche Mails beantwortet.

Sobald Sie diese Maßnahme umgesetzt haben, werden Sie feststellen, dass Sie wieder wesentlich mehr freie Zeit zur Verfügung haben. Gut möglich, dass Sie zunächst gar nicht wissen, was Sie mit all der neu gewonnenen Zeit anfangen sollen, sobald Ihr Smartphone oder Ihr Computer diese nicht mehr wie ein Schwamm aufsaugt. Um diesem Phänomen entgegenzuwirken, empfehle ich meinen Patienten häufig, eine Liste mit Dingen anzufertigen, die sie schon lange mal wieder machen wollten. Wenigstens die Hälfte dieser Dinge sollte dabei das Potenzial haben, alte oder neue Freundschaften zu pflegen und auszubauen. Wohlgemerkt »echte« Freundschaften, keine Facebook-Freunde oder -Follower. Hier ein paar Vorschläge für Ihre ganz persönliche Liste:

- Rufen Sie drei alte Freunde an, die Sie schon ewig nicht mehr getroffen haben, und vereinbaren Sie mit wenigstens einem von ihnen ein Treffen, entweder zum Essen oder auf einen gemeinsamen Spaziergang. Vielleicht kennen Ihre Freunde noch nicht einmal Ihre neue Wohnung oder Ihren neuen Lebenspartner? Dann ändern Sie das. Übrigens: Falls Sie keine drei Freunde zusammenbekommen, ist dieser Punkt für Sie besonders wichtig. Gute zwischenmenschliche Kontakte sind nämlich eine Grundvoraussetzung für seelische Gesundheit. Nutzen Sie Ihre neu gewonnene Zeit in diesem Fall, um zu lernen, wie man wirklich gute Freunde findet oder bereits bestehende Freundschaften besser pflegt. Wie das geht, und zwar unabhängig davon, wie alt man ist, dazu gleich mehr.

- Erinnern Sie sich daran, wofür Sie sich früher begeistern konnten. Nutzen Sie dann Ihr Smartphone, um über Google Orte und Veranstaltungen zu finden, an denen sich Menschen treffen, die den gleichen Leidenschaften nachgehen. Nehmen Sie sich vor, wenigstens einmal im Monat solch einen Ort aufzusuchen und sich von der Stimmung inspirieren zu lassen, die dort herrscht.

- Gehen Sie jeden Tag wenigstens 30 Minuten spazieren, um Ihren Vorrat an BDNF-Proteinen aufzufüllen. Wenn Ihnen das zu langweilig ist, können Sie über Ihr Smartphone zusätzlich Musik oder die bereits erwähnten Hörbücher hören. Falls Sie sich für Musik entscheiden, bereiten Sie dafür eine Playlist vor, die gute Gefühle bei Ihnen auslöst. Fast jeder kennt zumindest ein paar Songs, bei denen er einfach nicht die Füße stillhalten kann oder die ihm zumindest ein Lächeln auf die Lippen zaubern, weil schöne Erinnerungen damit verbunden sind.

- Lesen Sie Bücher. Laut einer Studie der Universität Yale[54] verlängert bereits das Lesen eines einzigen Kapitels pro Tag das Leben um durchschnittlich zwei Jahre. Ja, Sie haben richtig gelesen: Wer Bücher liest, lebt tatsächlich länger. Da beim »klassischen« Lesen andere Gehirnregionen miteinander interagieren als beim Konsumieren eines Hörbuchs, sollten Sie also zusätzlich jeden Tag auch ein Buch zur Hand nehmen. Diese »literarische Doppelstrategie« verlängert nicht nur Ihr Leben, sie unterstützt Ihr Gehirn auch maximal dabei, depressive Verstimmungen zu minimieren. Diese Wirkung entfaltet sich allerdings nur, wenn es sich wirklich um Bücher handelt. Zeitschriften und Zeitungen haben laut dieser Studie, die immerhin zwölf Jahre lang und mit über 3000 Teilnehmern durchgeführt wurde, keinen messbaren Effekt. Offensichtlich lässt man sich nur beim Lesen von Büchern so tief auf den Inhalt ein, dass auch eine entsprechende Wirkung zu verzeichnen ist.

Sobald Sie nur noch zwei oder maximal drei Social-Media-Plattformen sowie eine kleine Auswahl nützlicher Apps wirklich sinnvoll nutzen, löschen Sie den Rest. Sie werden sehen, alleine schon ein aufgeräumtes Handydisplay wird Ihnen jeden Tag ein bisschen mehr das Gefühl geben, auf dem richtigen Weg zu sein. Falls es Ihnen jetzt noch an Freunden mangelt, mit denen Sie gerne Ihre Zeit verbringen würden, dann habe ich gleich noch zwei Tipps für Sie. Zuvor jedoch eine kleine Warnung.

Freunde finden durch gemeinsame Interessen

Die meisten Freundschaften entstehen durch gemeinsame Erfahrungen. Deswegen ist es in der Schule oder auch im Beruf noch verhältnismäßig einfach, Freunde zu finden – wobei natürlich längst nicht alle gemeinsam gemachten Erfahrungen gleich gut sind. Wer zum Beispiel häufig gemobbt wurde, der tendiert dazu, sich eher mit anderen Mobbingopfern anzufreunden als mit Mitschülern oder Kollegen, denen so etwas erspart geblieben ist.

Natürlich sind Freundschaften, die aus gemeinsam durchlebtem Leid entstanden sind, immer noch besser als gar keine Freundschaften. Allerdings fehlt solchen »Solidargemeinschaften« oft das Potenzial, sich gegenseitig aus einem seelischen Tief zu befreien, denn so gewonnene Freunde haben ja meist ähnlich ungünstige Denkstrukturen wie man selbst. Gleiches gilt für enge Bindungen, die zum Beispiel während des Besuches einer psychosomatischen Klinik geknüpft wurden. Was verbindet, sind die Gemeinsamkeiten. Wer es schafft, seine Depression zu überwinden, verliert aber mitunter genau die Gemeinsamkeit, auf deren Basis die Freundschaft entstanden ist. Deshalb kommt es immer wieder vor, dass Betroffene ihren Genesungsprozess unbewusst in die Länge ziehen, nur um eine neu gewonnene Freundschaft noch etwas länger auskosten zu können. In der Psychologie nennt man so etwas einen sekundären Krankheitsgewinn.

Freundschaften hingegen, die auf Basis von gemeinsamen Interessen und Zielen entstanden sind, haben das Potenzial, im selben Maße zu wachsen, in dem es auch Ihnen wieder besser geht. Ganz egal, ob Sie sich für mittelalterliche Geschichte, Musik, Rollenspiele, mediterranes Essen, Improvisationstheater oder Malerei interessieren, suchen Sie gezielt nach Orten, an denen sich Menschen aufhalten, die sich für dieselben Dinge begeistern wie Sie. Kochkurse, Theaterworkshops oder auch Malkurse sind wesentlich besser geeignet, um gute Freundschaften zu schließen, als Orte, an denen vorrangig über Krankheiten und Probleme gesprochen wird.

Der zweite Tipp ist schon ein Klassiker. Dale Carnegie hat bereits 1937 ein Buch mit dem Titel *How to Win Friends and Influence People* veröffentlicht. Eine überarbeitete und etwas zeitgemäßere Fassung wird auf dem deutschen Markt derzeit unter dem Titel *Wie man Freunde gewinnt* angeboten. Trotz seines Alters ist das Buch selbst heute noch eine wunderbare Inspiration für Menschen, die noch nicht jenen Freundeskreis ihr Eigen nennen, den sie sich so sehnlichst wünschen. Die technischen Möglichkeiten mögen sich in den letzten hundert Jahren rasant weiterentwickelt haben, die seelischen Grundbedingungen für ein glückliches und zufriedenes Leben hingegen sind immer noch dieselben wie seit Anbeginn der Menschheit. Zusammengehörigkeit sowie das Gefühl, eine Aufgabe zu haben und gebraucht zu werden, sind wesentlich wichtigere Faktoren für ein gutes Leben als die ständige Verfügbarkeit von Informationen und Unterhaltung. Natürlich können und werden Sie auch weiterhin Zeit am Computer und am Handy verbringen. Mein Rat wäre lediglich, dass Sie das in Zukunft etwas bewusster und zielgerichteter tun, als es vielleicht bisher der Fall war.

2.8 Ursache Nr. 8: Nicht erkannte oder falsch behandelte Angststörungen

Unsere Praxis im Herzen Berlins ist auf die Behandlung von Angststörungen aller Art spezialisiert. Da unsere Methode bei vielen Betroffenen selbst dann gut greift, wenn diese schon seit Jahren unter krankhaften Ängsten leiden, kommen immer häufiger auch Menschen zu uns, bei denen andere Formen der Therapie bislang versagt haben. Viele dieser Patienten leiden nicht nur unter einer Angststörung, sondern berichten auch von Depressionen und Burnout.

Das ist auch nicht weiter verwunderlich. Längst ist man sich in Fachkreisen einig, dass Menschen umso häufiger eine Depression entwickeln, je länger sie unter Ängsten und Panik zu leiden haben. Viele von denen, die letztlich den Weg zu uns finden, wurden bereits seit Jahren mit Antidepressiva behandelt. Doch diese Medikation hat weder die Ängste verschwinden lassen, noch hat es die Betroffenen davor bewahrt, im weiteren Verlauf ihrer Angsterkrankung eine Depression zu entwickeln. Nachdem es diesen Patienten jedoch mit unserer Hilfe gelungen war, ihre Ängste zu überwinden, verschwand häufig auch die Depression ganz von selbst. In all diesen Fällen war die Depression somit nur eine Folgeerscheinung einer viel zu lange währenden Angsterkrankung.

Leider wird gerade bei krankhaften Ängsten oft mit den falschen Methoden an den falschen Baustellen gearbeitet. Statt Antidepressiva zu verschreiben, die ja schon bei Depressionen nur selten die gewünschte Wirkung zeigen, sollten die Betroffenen in einer Kurzzeit-Psychotherapie lernen, wie man eine Angststörung schnell und dauerhaft überwinden kann. Dabei muss übrigens nicht zwingend die von mir entwickelte Bernhardt-Methode zum Einsatz kommen – auch wenn ich aufgrund der Rückmeldungen unserer Patienten überzeugt davon bin, dass es aktuell kaum eine effektivere Methode gegen Angst und Panik gibt. Wie immer gilt die Devise: Wer heilt, hat recht! Auch mit der kognitiven Verhaltenstherapie, der Akzeptanz-Commitment-Therapie oder der Hypnotherapie, um nur einige Beispiele zu nennen, können engagierte Therapeuten ganz Erstaunliches vollbringen.

Leider gibt es aber auch eine Reihe gängiger Therapieformen, die eine bereits bestehende Angststörung unter Umständen sogar noch verschlimmern, vor allem dann, wenn die Ängste schon länger als sechs Monate bestehen. Wer sich darüber informieren möchte, welche Therapieformen das im Einzelnen sind oder wie es möglich ist, mit der Bernhardt-Methode seine Ängste schnell und dauerhaft zu überwinden, dem empfehle ich meinen kostenlosen

Audio-Podcast, den Sie auf unserer Webseite www.Panikattacken-loswerden.de unter dem Reiter »Weitere Hilfe« finden.

2.9 Ursache Nr. 9: Schlafstörungen sowie falsche Schlafgewohnheiten

Ein wesentliches Kriterium, um eine Depression diagnostizieren zu können, sind Schlafstörungen. Wie schon beim Alkoholkonsum stellt sich allerdings auch hier die Frage: Was kam zuerst? Entwickeln Menschen mit einer Depression zwangsläufig eine Schlafstörung, oder haben die Betroffenen zuerst so lange schlecht geschlafen, bis daraus eine Depression wurde? Vermutlich stimmt beides. Laut dem DAK-Gesundheitsreport[55] aus dem Jahr 2017 schlafen 80 Prozent der Erwerbstätigen in Deutschland schlecht, wobei die Anzahl in den letzten Jahren dramatisch angestiegen ist. Grund genug, sich zu fragen, ob auch in anderen Bereichen ähnlich rasante Anstiege zu beobachten sind und ob hier eventuell Zusammenhänge bestehen.

Etwas, das definitiv extrem zugenommen hat, ist, wie bereits erwähnt, die Zeit, die wir vor Bildschirmen verbringen. Egal ob es der Computermonitor bei der Arbeit ist, das Handy, das Tablet oder der Fernseher, noch nie hat der Mensch mehr Zeit damit verbracht, direkt in künstliche Lichtquellen zu starren. Da auch das Unterhaltungsangebot nie reichhaltiger war als im Moment, verlieren jedoch immer mehr Menschen den Überblick, wie viele Stunden sie tatsächlich vor einem Bildschirm verbringen. Hunderte von Serien, von denen nahezu jede Folge mit einem Cliffhanger endet, erschweren es zusätzlich, sich nur mit einer Folge pro Abend zu begnügen. Streaming-Dienste wie Netflix oder Amazon Prime haben uns unabhängig von Sendezeiten gemacht, sodass wir jederzeit so viel von einer Lieblingsserie konsumieren können, wie wir wollen. Insofern ist es kaum verwunderlich, dass der Begriff »Binge-Watching«, der so viel bedeutet wie »Komagucken«, in England 2015 sogar zum Wort des Jahres gewählt wurde.

Doch leider hat der immer länger werdende Zeitraum, den wir vor kleinen und großen Bildschirmen verbringen, auch einen unangenehmen Nebeneffekt: Das überwiegend bläuliche Licht, das wir währenddessen mit unseren Augen aufnehmen, stört massiv unsere innere Uhr und führt zu Schlafstörungen.

Zu viel Tageslicht stört den Schlafrhythmus

Zwar haben Experimente mit Pflanzen gezeigt, dass unser Tag-Nacht-Rhythmus nicht unmittelbar vom Stand der Sonne abhängt, dennoch wird unsere innere Uhr durch den »Konsum« von Tageslicht immer wieder neu geeicht. Wer also bis kurz vorm Schlafengehen auf Fernseher, Computer oder Handy starrt, übermittelt seiner biologischen Uhr falsche Richtwerte. Denn das bläuliche Licht dieser Geräte ähnelt unserem Tageslicht. Wer also ständig bis 23 Uhr im Internet surft oder Filme ansieht, dessen innere Uhr geht irgendwann davon aus, dass es noch nicht so spät sein kann. In unseren Breitengraden geht die Sonne im Sommer ja spätestens um 21.30 Uhr unter, im Winter zeitweise sogar schon um 16.40 Uhr.

Und so, wie Sie vermutlich nicht sofort einschlafen könnten, wenn Sie sich um 18 Uhr hinlegen würden, verhält es sich auch, wenn Sie jeden Abend bis kurz vor dem Schlafengehen in künstliches Tageslicht starren. Ihre innere Uhr geht dann davon aus, dass Sie noch wenigstens zwei Stunden aktiv sein werden, bevor es Zeit ist, zu Bett zu gehen, und hält Sie dementsprechend wach.

Tageslichtlampen: Viel Licht oder viel Schatten?

Seit vielen Jahren werden Tageslichtlampen als nützliches Hilfsmittel im Kampf gegen Depressionen angeboten. Und solange man diese nur tagsüber während der Wintermonate einsetzt oder auch im Sommer, wenn Ihr Arbeitsplatz nicht über genügend große Fenster verfügt, sind sie durchaus hilfreich. Denn damit unterstützen Sie Ihren Körper dabei, mehr Vitamin D zu produzieren, was nachweislich gegen Depressionen wirksam ist.

Werden diese Lampen hingegen abends verwendet, richten sie mehr Schaden an, als dass sie helfen, denn ihre Leuchtkraft ist meist noch größer als die von Fernseh-, Computer- oder Handybildschirmen. Dies stört den natürlichen Schlafrhythmus in besonderem Maße, und die Schlafprobleme verschlimmern sich.

Tipp: Häufig verschwinden Schafprobleme alleine schon dadurch, dass Sie Ihre innere Uhr wieder richtig eichen. Verzichten Sie dafür mindestens zwei, besser noch drei Stunden vor dem Schlafengehen auf Bildschirme und Tageslichtlampen aller Art. Wenn es bisher normal war, dass Sie jeden Abend ein paar Stunden vor dem Fernseher oder dem Computer verbracht haben, dann gewöhnen Sie sich stattdessen zum Beispiel an, ein gutes Hörbuch zu hören. Auf diese Weise müssen Sie nicht auf Ihre abendliche Unterhaltung verzichten und können dennoch dafür sorgen, dass Ihr Körper wieder zu einem normalen Schlafrhythmus findet. Normalerweise dauert es zwischen zwei und drei Wochen, bis Ihre innere Uhr sich wieder so geeicht hat, dass Sie innerhalb weniger Minuten einschlafen können, sobald Sie zu Bett gegangen sind. Ob Sie anschließend wieder jeden zweiten oder jeden dritten Abend zu Ihren alten Fernseh- oder Surfgewohnheiten zurückkehren können, ist individuell verschieden. Testen Sie einfach vorsichtig aus, wie viel blaues Licht Sie abends noch vertragen, bevor Ihre innere Uhr wieder aus dem Takt gerät, und passen Sie Ihre abendlichen Angewohnheiten entsprechend an.

Ich kann nicht schlafen! Eine sich selbst erfüllende Prophezeiung?

Auch die Art, wie Sie denken, beeinflusst massiv Ihr Schlafverhalten. Wer zum wiederholten Male abends wach liegt und darüber nachdenkt, warum er nicht schlafen kann, der verfängt sich in einer Denkspirale, die alles andere als schlafördernd ist.

Fast schon zwangsläufig entstehen dadurch Glaubenssätze wie zum Beispiel: »Ich kann nicht schlafen.« Natürlich stimmt es, dass Depressive schlechter schlafen als psychisch gesunde Menschen. Dennoch ist es wenig hilfreich, sich diesen Satz immer wieder »vorzubeten«, denn je mehr Sie über das Schlafen nachdenken, umso schwerer fällt es Ihnen, sich einfach hinzulegen und einzuschlummern.

Ohnehin gibt es einen großen Unterschied zwischen der »empfundenen Schlaflosigkeit« und der Zeit, die Sie wirklich schlafen. Messungen der Gehirnaktivität haben gezeigt, dass selbst Menschen mit schweren Schlafstörungen mehrere Stunden pro Nacht schlafen. Warum die Betroffenen das dennoch ganz anders empfinden, hat einen einfachen Grund: Wer unter Schlafproblemen leidet, schläft nicht weniger, sondern anders. Die Betroffenen haben mehr Leichtschlafphasen und kürzere Tiefschlafphasen, nach denen sie häufig kurz aufwachen. Die Aufwachphasen werden dabei ganz bewusst wahrgenommen, während der Prozess des erneuten Einschlafens weitgehend unterbewusst abläuft. Dadurch entsteht der falsche Eindruck, dass man so gut wie nicht geschlafen hätte.

Das stimmt aber nicht, denn Sie haben sehr wohl geschlafen. Nur eben nicht am Stück, sondern in vielen kleinen Etappen. Sie können das mit einer Autofahrt von Berlin nach München vergleichen. Ob Sie die 600 Kilometer nun in einem Stück durchfahren oder ob Sie alle 30 Minuten ein paar Minuten Pause machen, ändert nichts daran, dass Sie nach sechs bis acht Stunden in München ankommen.

Ähnlich ist es auch mit dem Schlaf. Wer durchschläft, ist in der Regel nach sechs Stunden wieder so fit, dass er in den Tag starten kann. Wer immer wieder aufwacht, braucht sieben bis acht Stunden, um genügend Energie für den Tag gesammelt zu haben. Wer sich jedoch jeden Morgen direkt nach dem Aufstehen »einredet«, er hätte nicht genug geschlafen, der sorgt alleine durch diese sich selbst erfüllende Prophezeiung dafür, dass er tatsächlich den ganzen Tag über kraftlos und müde ist, obwohl er nachts eigentlich genügend Regenerationszeit hatte.

Ändern Sie Ihre Schlafgewohnheiten

Natürlich ist es angenehmer, »gefühlt« durchschlafen zu können, anstatt immer wieder wach zu werden. Gefühlt deswegen, weil selbst die besten Schläfer nachts kurz wach werden. Sie können sich nur am nächsten Morgen meist nicht daran erinnern. Deshalb gibt es eine Reihe weiterer Tipps und Tricks, die Sie beherzigen können, wenn auch Sie wieder zum Durchschläfer werden wollen:

- Schlafen Sie in einem kühlen und abgedunkelten Zimmer.
- Stellen Sie sich beim Einschlafen eine unendlich lange Rutsche mit vielen sanften Kurven vor, die Sie langsam runterrutschen.
- Trinken Sie zwei Stunden vor dem Schlafengehen nichts mehr, damit die volle Blase Sie nicht zusätzlich wachhält.
- Essen Sie abends nicht zu spät und nicht zu schwer.
- Trinken Sie, wenn möglich, nach 20 Uhr keinen Alkohol mehr. Alkohol macht Sie zwar anfänglich müde, lässt Sie aber während der Nacht deutlich schlechter schlafen.

- Der wohl wichtigste Tipp lautet jedoch: Bewegen Sie sich täglich wenigstens 30 Minuten im Freien. Denn einer der häufigsten Auslöser von Schlafstörungen scheint ein Mangel an BDNF-Proteinen zu sein. Zu diesem Ergebnis kamen Wissenschaftler der Universität Basel im Jahr 2013[56]. Somit hat dieses Eiweiß, über das ich ja bereits in Kapitel 2 ausführlich berichtet habe, eine Schlüsselposition bei der Wiederherstellung und dem Erhalt unserer psychischen Gesundheit.

Was tun, wenn das Denken nicht mitspielt?

Wer nach all diesen Tipps immer noch nicht aufhören kann, über seinen Schlaf nachzudenken, und sich somit selbst um seine wohlverdiente Nachtruhe bringt, dem möchte ich den Besuch der »Berliner Schlafschule« empfehlen. Wir freuen uns sehr, dass der Psychotherapeut und Schlafexperte Hans-Joachim Ruhr diesen sehr effektiven Kurs seit Kurzem auch in unserem »Institut für moderne Psychotherapie« anbietet. Unsere ersten Teilnehmer berichteten bereits nach wenigen Kursstunden von einem deutlich besseren Schlaf und von einer spürbaren Reduzierung des nächtlichen Gedankenkarussells. Und das alles nur, weil es ihnen gelungen war, anders über ihr eigenes Schlafverhalten nachzudenken.

2.10 Ursache Nr. 10: Traumatische Erfahrungen und verdrängte Trauer

In der Einleitung ihrer *Caregiver Grief Study* von 2002 beschreiben die Professoren Thomas Meuser und Samuel J. Marwit sehr eindrücklich, dass Trauer ein angeborener Anpassungsprozess an

Verluste ist. Wird sie ignoriert oder heruntergespielt, kann das zu Depressionen sowie weiteren körperlichen und psychischen Krankheiten führen. Dabei beschränkt sich Trauer längst nicht nur auf den Tod eines Menschen. Auch eine Trennung kann beim verlassenen Partner oder den gemeinsamen Kindern eine vergleichbare Trauerreaktion auslösen.

Ganz ähnlich verhält es sich auch mit traumatischen Erfahrungen. Werden diese verdrängt oder heruntergespielt, kann dies ebenfalls ernsthafte psychische Probleme verursachen. Doch Vorsicht, spricht man ZU VIEL oder in der FALSCHEN ART UND WEISE über ein Trauma, kann das genauso schädlich sein, als würde man gar nicht darüber reden. Hier das richtige Maß sowie die passende Art der Gesprächsführung zu finden ist entscheidend für die Wiederherstellung und den Erhalt der psychischen Gesundheit, weswegen ich später noch einmal darauf eingehen werde.

Trauer nach einem Todesfall verläuft in zwei parallelen Prozessen

Der eine Prozess führt in die Vergangenheit, weil die Hinterbliebenen sich an Situationen erinnern, in denen der geliebte Mensch noch gelebt hat. Persönliche Gegenstände oder auch ein Parfum, das der Verstorbene gerne getragen hat, aktivieren automatisch alte Erinnerungen und führen einem den Verlust immer wieder schmerzhaft vor Augen. Der andere Prozess ist in die Zukunft gerichtet und beschäftigt sich mit der Frage, wie sich ein Leben ohne den geliebten Menschen so gestalten lässt, dass der Schmerz mit der Zeit überwunden werden kann. Gerade in den ersten Monaten nach einem Verlust wechseln die Betroffenen oft permanent zwischen beiden Standpunkten hin und her, was psychisch äußerst belastend und auch schmerzhaft ist. Deshalb ist es extrem wichtig, den rückwärts gerichteten Prozess im Rahmen einer angemessenen Zeitspanne durch bestimmte Rituale zu beenden. Dabei durchlebt man den Abschiedsschmerz bewusst und kontrolliert, um anschließend gestärkt und voll Lebensmut das Weiterleben gestalten zu können. Das Andenken an den geliebten Menschen wird dabei übrigens keineswegs geschmälert, ganz im Gegenteil. Wenn man »richtig« trauert, bleiben ein Gefühl der Dankbarkeit und Verbundenheit über den Tod hinaus zurück, während der Schmerz mehr und mehr verschwindet.

Wer sich diesem Prozess jedoch verweigert, indem er sich zum Beispiel so sehr mit Arbeit eindeckt, dass er schlicht keine Zeit zum Trauern hat, der macht einen großen Fehler. Denn vor der Auseinandersetzung mit dem Schmerz kann man sich nicht folgenfrei drücken. Man kann bestenfalls den Zeitpunkt etwas nach hinten verschieben, wobei die Gefahr von Monat zu Monat größer wird, dass sich eine schmerzhafte Phase von maximal einem halben Jahr zu einem latenten Dauerschmerz auswächst, der auch zu weiteren psychischen Problemen führt.

Verdrängte Trauer blockiert das Gehirn

Nicht zu trauern hat einen negativen Einfluss auf die Leistungsfähigkeit Ihres Gehirns. Verdrängte Trauer ist wie ein komplexes Programm auf einem Computer, das zwar gerade nicht genutzt wird, aber dennoch im Hintergrund geöffnet bleibt. Selbst im Stand-by-Modus blockiert es den Arbeitsspeicher und verlangsamt dadurch alle weiteren Prozesse. Übertragen auf das Leben bedeutet das, dass nicht erledigte Trauerarbeit viel Energie raubt, wodurch man sich immer häufiger kraftlos fühlt und irgendwann sogar depressiv werden kann. Doch das muss nicht sein. So wie es bei einem nicht verwendeten Computerprogramm sinnvoll ist, den aktuellen Arbeitsstand abzuspeichern und das Programm anschließend zu beenden, so kann man auch bei der Trauer Erinnerungen mithilfe von speziellen Ritualen abspeichern. Dadurch wird es leichter, das »Trauer-Programm« zu beenden und wieder mehr Lebensmut zu finden.

Mithilfe von Trauerritualen loslassen und weiterleben

Jede Kultur hat ihre eigenen Rituale, mit denen die Erinnerung an die gemeinsame Zeit geehrt wird. Ist dies in ausreichendem Maße geschehen, fällt es den Hinterbliebenen auch wieder leichter, den Blick positiv in die Zukunft zu richten. In der westlichen Welt wird diesen Ritualen jedoch zunehmend weniger Bedeutung beigemessen, wodurch echte Trauerarbeit oft zu kurz kommt und die Betroffenen letztendlich länger leiden, als eigentlich nötig wäre. Damit Ihnen dieser Fehler nicht auch unterläuft, beschreibe ich Ihnen nun ein einfaches und sehr schönes Ritual, mit dem sich Trauer angemessen ausleben lässt und auch das Loslassen und Weiterleben deutlich einfacher gelingt.

Die Andenkenkiste

Besorgen Sie sich eine schöne Kiste, in der Sie all die Dinge aufbewahren, die Sie in besonderer Weise an den Menschen erinnern, um den Sie trauern. Das sind in erster Linie Fotos und Videoaufnahmen, können aber auch kleine persönliche Gegenstände sein, wie zum Beispiel ein Schmuckstück, ein Hut oder das bereits erwähnte Parfum. Ziel dieses Rituals ist es, dass Sie Ihrem Andenken EINEN EINZIGEN, KLAR BEGRENZTEN RAUM zuweisen, anstatt immer und überall daran erinnert zu werden, was Sie verloren haben. Erinnern Sie sich bei jedem Teil, das Sie in die Andenkenkiste packen, ganz bewusst an einen schönen Moment, den Sie mit dem Verstorbenen erlebt haben. Dass Sie dabei ein Wechselbad der Gefühle durchlaufen, ist vollkommen normal. Mal werden Sie voller Dankbarkeit sein und mal wütend darüber, dass ausgerechnet dieser Mensch nicht mehr unter uns weilt. Vielleicht wird Ihnen auch ab und an ein Lächeln über die Lippen huschen, und sehr oft werden Sie vermutlich weinen müssen. Lassen Sie es zu, denn all das ist wichtig und notwendig, damit die Trauer auch neuronal richtig verarbeitet werden kann.

Größere Andenken wie zum Beispiel Kleidung oder Möbel sollten Sie nach Möglichkeit spenden, verschenken oder verkaufen. Falls es Räume gibt, in denen Sie besonders häufig von alten Erinnerungen übermannt werden, streichen Sie diese nach und nach in einer neuen Farbe und tauschen Sie, wenn nötig, auch Möbel aus oder gruppieren diese zumindest um. All diese Arbeiten können schmerzhaft sein, sind aber zugleich extrem wichtig, um den Prozess des Loslassens auch körperlich auszuagieren. Je mehr Muskeln Sie während der Trauerarbeit bewegen, umso mehr Bereiche Ihres Gehirns werden in die Trauerarbeit mit einbezogen und umso schneller gelingt auch ein angemessener Abschied.

Wie lange es dauert, bis so eine Andenkenkiste fertig gepackt ist, ist übrigens sehr unterschiedlich. Manchen gelingt das innerhalb weniger Wochen, andere benötigen dazu bis zu sechs Monate. Die Erfahrung hat jedoch gezeigt, dass es sinnvoll ist, sich einen festen Zeitrahmen von sechs bis zwölf Wochen für diese Aufgabe zu stecken und sich auch daran zu halten. Dabei ist es vollkommen normal, dass Ihre Kraft an manchen Tagen nur ausreicht, um ein oder zwei Gegenstände in die Kiste zu packen, während es an anderen Tagen Dutzende sein werden. Wichtig ist, dass Sie sich nur auf eine Kiste beschränken. Nach Abschluss der Trauerarbeit ist diese Ihr ganz persönlicher Andenkenschrein, auf den Sie immer wieder zurückgreifen können, wenn Sie das Bedürfnis danach haben. Verwahren Sie diese Kiste an einem sicheren und trockenen Ort, der gut erreichbar ist. Wählen Sie diesen Ort jedoch so, dass Ihre Aufmerksamkeit nicht jeden Tag darauf gelenkt wird. Ein Dachboden, den Sie nur zwei- oder dreimal im Jahr betreten, ist deshalb wesentlich besser als eine Kammer, aus der Sie jede Woche etwas herausholen.

Selbst wenn Sie sich das womöglich gerade kaum vorstellen können: Nach Abschluss dieses Rituals werden Sie in der Lage sein, wieder voller Energie und Freude am Leben teilnehmen zu können, und dabei auch nicht das Gefühl haben, Ihre alte Liebe zu »verraten«.

Ebenfalls sehr hilfreich: Das Konzept der drei Möglichkeiten

Je nachdem, welcher Religion Sie angehören und ob Sie an ein Leben nach dem Tod glauben oder nicht, gibt es eigentlich nur drei Möglichkeiten, wie es nach dem Tod weitergehen könnte:

Möglichkeit 1:
Nach dem Tod kommt nichts, und es gibt auch keine unsterbliche Seele. In diesem Fall zählt nur dieses eine Leben, das wir aktuell führen. Jeder einzelne Tag, den wir länger als nötig um etwas trauern, das unwiederbringlich verloren ist, wäre dann ein verlorener Tag, den wir besser mit denen verbringen sollten, die noch am Leben sind. Mit Kindern, Geschwistern, Enkeln, Freunden oder auch Menschen, die uns fördern und fordern. Denn in diesem Fall ist unser Leben nicht mehr und nicht weniger als die Summe unserer Erfahrungen sowie all das, was wir zu Lebzeiten erschaffen haben.

Möglichkeit 2:
Es gibt eine unsterbliche Seele. Dann ist die Zeit, die Sie in Ihrer derzeitigen Form noch leben, nur einen Wimpernschlag lang verglichen mit der Ewigkeit, die Sie nach dem Tod erwartet. Ebenfalls erwarten würde Sie dann auch der Mensch, den Sie so sehr vermissen, und zudem wäre er vermutlich in der Lage, Sie bei Ihrem irdischen Treiben zu beobachten. Glauben Sie wirklich, dass diese unsterbliche Seele es genießen würde, Ihnen beim Leiden zuzusehen? Ich bin mir sicher, könnte sie Ihnen zurufen, hätte sie folgende Botschaft: »Genieße dein Leben und nutze es, um Gutes zu tun! Schen-

ke und empfange Liebe, und freue dich darauf, dass wir uns wiedersehen werden, sobald auch du deine Lebensprüfung bestanden hast!« Ganz sicher würde so eine unsterbliche Seele nicht wollen, dass Sie durch Trauer und Leid das Andenken des Verstorbenen ehren.

Möglichkeit 3:
Die Reinkarnation. Wir werden wiedergeboren und leben ein neues Leben. Je nachdem, wie gut wir uns im letzten Leben verhalten haben, werden wir entweder als Regenwurm wiedergeboren und müssen uns hocharbeiten, oder wir werden in eine liebevolle und warmherzige Familie geboren und starten somit unter den besten Voraussetzungen. Auch bei dieser Version ergibt langwierige Trauer keinen Sinn, weil die Seele des Verstorbenen ja bereits eine neue Aufgabe hat, während wir unsere aktuelle Aufgabe noch erfüllen dürfen.

Mir persönlich hat dieses Gedankenexperiment der drei Möglichkeiten, das ich nach dem Tod meiner Mutter entwickelt habe, um meine eigene Trauer besser verarbeiten zu können, sehr geholfen. Wie ich es damals auch drehte und wendete, unnötig lange Trauer war in keinem der drei Konzepte sinnvoll und wertete auch nicht das Andenken an meine geliebte Mutter auf.

Also trauern Sie, denn Trauer ist wichtig, um das Gehirn nach einem schmerzhaften Verlust so zu strukturieren, dass ein Weiterleben in Freude und Leichtigkeit wieder möglich wird. Aber begrenzen Sie die Zeit des Leidens ganz bewusst, und schließen Sie diese Entwicklungsphase durch ein Ritual ab, das zu Ihnen und Ihrem Weltbild passt. Ob Sie dafür die Andenkenkiste nutzen oder sich für ein anderes der zahlreichen Trauerrituale entscheiden, die Sie zum Beispiel im Internet finden können, ist ganz Ihnen überlassen. Nur eines sollten Sie nicht tun: die Trauerarbeit verdrängen. So wie nur dort Schatten entstehen kann, wo auch Licht ist, liefern auch Trauer und Schmerz den nötigen Kontrast, um Liebe und Freude überhaupt erst richtig empfinden zu können.

Der richtige Umgang mit traumatischen Erfahrungen

Laut einer 2013 veröffentlichten Studie im *Journal of Traumatic Stress*[57] leiden nur etwa acht von 100 Personen, die eine traumatische Erfahrung durchleben mussten, langfristig darunter. Fast 92 Prozent schaffen es, das Trauma innerhalb weniger Monate zu verarbeiten und anschließend ihr Leben ohne größere Probleme fortzuführen.

Eine weitere Studie von Prof. Grant J. Devilly und Peter Cotton, die 2011 im *Australian Psychologist*[58] veröffentlicht wurde, kommt überdies zu dem Ergebnis, dass die derzeit vielerorts übliche Form des therapeutischen Redens über ein Trauma sogar kontraproduktiv ist und teilweise mehr Schaden anrichtet, als dass sie hilft.

Das deckt sich auch mit den Erfahrungen, die wir seit vielen Jahren in unserer Praxis machen. Menschen mit traumatischen Erlebnissen werden nämlich nur in den allerseltensten Fällen unmittelbar nach einem durchlebten Trauma depressiv. Viel häufiger entwickeln sie zuerst eine Angststörung, aus der sich dann bei falscher Behandlung eine Depression entwickelt. Schafft man es jedoch, die Angststörung zu überwinden, verschwinden in aller Regel auch die Depressionen innerhalb weniger Wochen. Wie diese Form der Behandlung aussehen kann und warum das »falsche« Reden über ein erlebtes Trauma neurophysiologisch das Gehirn dahingehend trainiert, noch mehr Angst zu empfinden, habe ich in meinem kostenlosen Podcast für Sie zusammengefasst, den Sie auf meiner Webseite www.Panikattacken-loswerden.de unter dem Reiter »Weitere Hilfe« finden.

Kapitel 3
Die Macht falscher Glaubenssätze

Dass die Art, WIE Sie denken, auch unmittelbaren Einfluss auf Ihre körperliche und psychische Gesundheit hat, habe ich ja am Anfang von Kapitel 2 bereits ausführlich erläutert. Dabei findet die wohl gefährlichste Art des »falschen« Denkens in Form sogenannter Glaubenssätze statt.

Glaubenssätze sind Überzeugungen, die wir anderen, aber vor allem auch uns selbst erzählen, ohne zu hinterfragen, ob diese wirklich stimmen. Viele Psychologen gehen davon aus, dass wir uns auf diese Weise wenigstens 70-mal am Tag selbst belügen. Doch während wir zumindest im Gespräch mit anderen noch halbwegs mitbekommen, wenn wir schwindeln, fehlt diese »Kontrollinstanz« weitgehend, wenn wir in Gedanken mit uns selbst reden. Dabei können gerade die Lügen, die wir uns selbst durch unsere Glaubenssätze auftischen, besonders großen Schaden anrichten. Einer dieser Glaubenssätze, der bei depressiven Menschen vor allem am Anfang ihrer Erkrankung häufig anzutreffen ist, lautet:

»Ich darf den anderen nicht zur Last fallen.«

Genau wegen dieses Gedankens ist es oft gar nicht so einfach, rechtzeitig zu erkennen, wenn jemand in eine Depression abrutscht. Aus Angst davor, unangenehm aufzufallen oder zu einer Belastung für andere zu werden, verbergen die Betroffenen ihre Traurigkeit häufig hinter Freundlichkeit und gespielter Fröhlichkeit. Doch der Schein trügt, in Wirklichkeit sind diese Menschen einsam und verzweifelt. Da sie diese Gefühle aber nicht kommunizieren, bleibt die Krankheit viel zu lange unerkannt und, was noch schlimmer ist, unbehandelt. So werden aus leichten Depressionen, die häufig noch schnell und einfach zu behandeln wären, mittelschwere oder gar schwere. Für Betroffene ist es deshalb extrem wichtig zu verstehen, dass der Gedanke *Ich darf den anderen nicht zur Last fallen* nicht nur ihnen selbst schadet, sondern auch den Menschen, die sie eigentlich schützen wollen.

Wer seelische Probleme vertuscht, um andere vor Schmerz und Traurigkeit zu bewahren, erreicht dadurch genau das Gegenteil. Zwar lässt sich so der Zeitpunkt etwas nach hinten schieben, an dem andere anfangen, sich Sorgen zu machen, doch der Preis dafür ist definitiv zu hoch. Je länger man eine Depression verschweigt, umso größer wird die Gefahr, dass das seelische Tief einen Schweregrad erreicht, bei dem weder Angehörige noch Therapeuten schnell Hilfe leisten können. Dabei ließen sich Depressionen gerade in einer frühen Phase meist sehr schnell und ohne Medikamente behandeln. Deshalb meine dringende Bitte an Sie:

Verwehren Sie den Menschen in Ihrem Umfeld nicht die Möglichkeit, Ihnen rechtzeitig zu helfen! Depressionen zu verschweigen hilft niemandem. Sie verpassen damit nur den Zeitpunkt, an dem schnelle Hilfe noch möglich wäre.

Dies gilt insbesondere, wenn sich bereits wiederkehrende Suizidgedanken eingestellt haben. Für den Betroffenen mag der Schmerz nach einem Selbstmord vielleicht vorbei sein –je nachdem, ob er religiös ist oder nicht. Für die Hinterbliebenen fängt das Leid jedoch erst an. Die Selbstvorwürfe, die einen zerfressen, wenn man nicht erkannt hat, dass ein nahestehender Mensch dringend Hilfe gebraucht hätte, hinterlassen einen bohrenden Schmerz, der manche ein Leben lang begleitet. Lassen Sie es nicht so weit kommen! Statt anderen nicht zur Last fallen zu wollen, verändern Sie diesen gefährlichen Glaubenssatz lieber in einen, der wirklich hilfreich ist:

»Ich werde offen und ehrlich über meine Gefühle sprechen. Nur so können wir gemeinsam herausfinden, was mich wirklich traurig macht. Je eher ich das weiß, umso eher wird es mir auch gelingen, wieder Spaß am Leben zu haben. Und das kommt nicht nur mir zugute, sondern auch all den Menschen, die mir wichtig sind.«

Jeder entlarvte Glaubenssatz bringt Sie voran

Erinnern Sie sich noch an das Beispiel der Erzieherin, die später erfolgreich als Kinderfotografin arbeitete? Auch ihr Leben wurde durch falsche Glaubenssätze unnötig verkompliziert. Erst als sie sich dessen bewusst wurde, konnte sie anfangen, jenes leichte und erfolgreiche Leben zu führen, das sie sich schon immer gewünscht hatte.

Dabei belasten falsche Glaubenssätze längst nicht nur Menschen, die auf eine Depression zusteuern. Ungünstige innere Dialoge verhindern auch bei psychisch gesunden Menschen, dass sie ihr volles Potenzial entfalten. Auch die Erzieherin aus unserem Beispiel litt bislang ja »nur« an Burnout. Doch sie erkannte rechtzeitig, dass die nachfolgenden Glaubenssätze schlicht falsch waren:

- Ich kann meinen Beruf nicht aufgeben, das ist zu unsicher, ich muss doch meine Kinder ernähren.
- Ich bin nicht gut genug.
- Ich kann mir gar keinen anderen Beruf für mich vorstellen.
- Ich habe keine Zeit für mich.
- Davon (Fotografieren) kann man nicht leben.

- Eine Selbstständigkeit ist mir zu unsicher.
- Ich muss das aushalten. Woanders ist es auch nicht besser.

Dennoch ließ sich die alleinerziehende Mutter von zwei Kindern jahrelang davon beeinflussen und ausbremsen. Womöglich denken Sie jetzt spontan:

> »Die Erzieherin hatte einfach Glück, aber in meinem Fall ist das Problem nicht so einfach zu lösen.«

Vielleicht stimmt das sogar, aber eben nur vielleicht. Was auf jeden Fall stimmt, ist die Tatsache, dass es sich auch hierbei um einen limitierenden Glaubenssatz handelt. Limitierend deswegen, weil dieser Gedanke sofort jedes lösungsorientierte Nachdenken unterbindet. So »blockiert« lässt sich natürlich nur schwer herausfinden, welche kleinen Veränderungen auch bei Ihnen die Weichen für ein besseres und leichteres Leben stellen könnten. Wollen Sie sich so eine Chance wirklich nur deswegen entgehen lassen, weil Sie auf das »hereinfallen«, was Ihnen spontan als Erstes durch den Kopf geht?

3.1 Das Erkennen und Verändern limitierender Glaubenssätze in der Therapie

Die Erkenntnis, dass man psychisch krank werden kann, wenn man »falsch« mit sich selbst spricht, ist schon über 60 Jahre alt. Bereits in den 50er- und 60er-Jahren des letzten Jahrhunderts erkannten die Begründer der kognitiven Verhaltenstherapie, Donald Meichenbaum, Aaron T. Beck und Albert Ellis, das zerstörende Potenzial negativer innerer Dialoge. Seither werden im Rahmen der kognitiven Verhaltenstherapie immer neue Konzepte ausgearbeitet, um schädliche Selbstgespräche frühzeitig zu erkennen und durch bessere Gedanken zu ersetzen. Eine Studie[59], die 2004 im *American Journal of Psychiatry* veröffentlicht wurde, bestätigt die hohe Wirksamkeit dieser Therapieform. Betroffene, die in den Genuss einer kognitiven Verhaltenstherapie kamen, hatten eine mehr als doppelt so hohe Chance, keine erneuten depressiven Schübe zu durchleben, wie Patienten, bei denen andere Formen der klinischen Depressionsbehandlung durchgeführt wurden.

3.2 Was tun, wenn nicht sofort ein Therapieplatz zur Verfügung steht?

Leider reichen die vorhandenen Therapieplätze bei Weitem nicht aus, um der immer größer werdenden Anzahl von depressiv Erkrankten gerecht zu werden. Selbst wenn Sie sofort einen Platz in einer Klinik bekommen, beschränkt sich der Anteil der kognitiven Verhaltenstherapie oft nur auf ein oder zwei Stunden pro Woche.

Deshalb ist es ratsam, zusätzlich noch andere Wege zu nutzen, um wieder etwas mehr Kontrolle über seine falschen oder limitierenden Glaubenssätze zu bekommen.

Die amerikanische Bestsellerautorin Byron Katie hat in ihrem Buch *The Work* eine Methode zur Selbsttherapie vorgestellt, in der sich viele Elemente der kognitiven Verhaltenstherapie wiederfinden. Allerdings ist *The Work* in mancher Hinsicht einfacher durchzuführen, was gerade bei depressiven Menschen ein großer Vorteil sein kann.

Byron Katie litt selbst jahrelang unter Depressionen, aggressiven Ausbrüchen und wiederkehrenden Selbstmordgedanken. Zudem war sie alkohol-, tabletten- und nikotinabhängig. Auf ihrer Webseite schreibt sie, dass sie in den letzten beiden Jahren ihrer Erkrankung oft unfähig war, das Schlafzimmer zu verlassen[60]. Eines Morgens im Februar 1986 kam ihr dann eine lebensverändernde Erkenntnis, die letztlich zur Entstehung von *The Work* führte. Sie fasst diese Erkenntnis wie folgt zusammen:

> *Ich entdeckte, dass ich litt, wenn ich meinen Gedanken glaubte, aber dass ich nicht litt, wenn ich ihnen nicht glaubte, und dass dies für jedes menschliche Wesen wahr ist. So einfach ist Freiheit. Ich habe entdeckt, dass Leiden freiwillig ist. Ich habe eine Freude in mir gefunden, die nie mehr verschwunden ist, nicht für einen einzigen Moment. Diese Freude ist in uns allen, immer.*

Auch wenn Ihnen das im ersten Moment womöglich etwas »esoterisch« vorkommen mag, so hat Byron Katie es mit *The Work* dennoch geschafft, all ihre psychischen Probleme dauerhaft zu überwinden. Heute ist sie ein Vorbild für Millionen von Menschen, denen es mit dieser Methode ebenfalls gelungen ist, nicht länger Opfer ihrer eigenen Glaubenssätze zu sein. Und auch unsere Patienten erzielen damit immer wieder erstaunliche Ergebnisse, vor allem dann, wenn die Depression nicht durch Medikamente oder eine andere Unverträglichkeit ausgelöst wurde.

So funktioniert The Work

Die Grundidee von *The Work* ist es, seine Glaubenssätze mithilfe von vier einfachen Fragen dahingehend zu überprüfen, ob sie wahr oder zumindest hilfreich sind. Anschließend macht man etwas, das Byron Katie die »Umkehrung« nennt. Dafür überlegt man sich eine oder auch mehrere Aussagen, die mehr oder weniger das Gegenteil des ursprünglichen Glaubenssatzes ausdrücken, und überprüft auch diese auf ihren Wahrheitsgehalt hin. Klingt kompliziert? Ist es aber nicht, wie ich Ihnen gleich anhand eines einfachen Beispiels demonstrieren möchte. Nehmen wir an, Ihr Glaubenssatz würde lauten:

»Das bringt doch sowieso alles nichts.«

Dann stellen Sie sich als Erstes folgende Frage:

Ist das wahr?

Sollten Sie im Kampf gegen Depression und Burnout schon viel ausprobiert haben und nichts davon hat geholfen, dann wäre es nur zu verständlich, wenn Sie diese Frage im ersten Impuls mit JA beantworten. Da dieser Impuls gerade bei Menschen mit psychischen Problemen sehr stark ist, ist es wichtig, jetzt bei der Beantwortung der zweiten Frage besonders ehrlich zu sein. Sollten Sie mit NEIN geantwortet haben, dann dürfen Sie auch gleich zur dritten Frage übergehen. Die zweite Frage lautet nämlich:

Können Sie mit absoluter Sicherheit wissen, dass das wahr ist?

Spätestens hier können Sie vermutlich nicht mehr mit JA antworten, denn Sie haben mit Sicherheit noch nicht alles ausprobiert und können somit schlicht nicht wissen, ob das wirklich alles nichts bringt. Mit diesem gesunden Zweifel gehen Sie dann zur dritten Frage:

Wie reagieren Sie, was passiert, wenn Sie diesen Gedanken glauben?

Diese Frage können Sie sehr einfach beantworten. Wenn Sie sich selbst erzählen, dass das alles sowieso nichts bringt, dann werden Sie vermutlich keinen einzigen Tipp umsetzen. Somit können Sie auch nicht herauszufinden, ob das, was schon so vielen anderen geholfen hat, auch bei Ihnen etwas bewirken könnte. Statt neue Hoffnung zu schöpfen, werden Sie noch hoffnungsloser, und das nur durch einen einzigen Gedanken, von dem Sie noch nicht einmal wissen, ob er wahr ist. Das führt uns direkt zur vierten Frage:

Wer wären Sie ohne den Gedanken?

Wenn Sie eine mögliche Chance auf psychische Gesundheit nicht sofort durch ein *das bringt doch sowieso alles nichts* in den Wind schlagen, dann würden Sie vielleicht anfangen, auch andere Gedanken auf ihren Wahrheitsgehalt hin zu überprüfen. Wie bereits erwähnt, gehen etliche Psychologen davon aus, dass wir uns wenigstens 70-mal am Tag selbst anlügen. Selbst wenn uns jede dieser Lügen nur fünf Minuten die Stimmung verhagelt, summiert sich das am Tag auf fast sechs Stunden, in denen wir schlecht gelaunt sind. So gesehen erübrigt sich fast schon die Frage, warum so viele Menschen depressiv werden. Ohne den anfangs erwähnten Gedanken hätten Sie jedoch eine echte Chance, einen Großteil dieser Lügen zu entlarven. Meinen Sie nicht auch, dass das einen positiven Einfluss auf Ihre psychische Gesundheit haben könnte?

Die Umkehrung

Richtig spannend wird es übrigens bei der Umkehrung. Was ist Ihrer Meinung nach das Gegenteil von *das bringt doch sowieso alles nichts*? Vielen fällt an dieser Stelle erst einmal gar nichts ein. Haben Sie schon eine erste Idee? Byron Katie empfiehlt an dieser Stelle übrigens, gleich drei mögliche Umkehrungen zu formulieren. Ich persönlich beschränke mich meist auf eine, auch um meine Patienten gerade am Anfang nicht zu überfordern. Hier deshalb nur eine mögliche Form der Umkehrung:

»Wow, so viele Ansätze, mit denen Menschen bereits ihre Depression loswerden konnten. Wenn nur einer davon bei mir greift, bin ich endlich nicht mehr hilflos meinen Gefühlen ausgeliefert.«

Wie fühlt sich dieser umgekehrte Gedanke für Sie an? Ganz anders oder vielleicht sogar besser? Stellen Sie sich nun die Frage, welcher von beiden Gedanken wohl »wahrer« ist? Der umgekehrte oder doch *das bringt doch sowieso alles nichts*?

Am besten lesen Sie sich beide Gedanken noch einmal in Ruhe durch und lassen sie einen Moment wirken. Dann entscheiden Sie selbst, welcher der beiden Glaubenssätze eher der Wahrheit entspricht, und vor allem auch, welcher bessere Gefühle weckt. Da ich diesen Test regelmäßig in meiner Praxis mache, kenne ich zumindest das Ergebnis meiner Patienten. Sobald man ein wenig darüber nachgedacht hat, scheint der umgekehrte Glaubenssatz doch irgendwie wahrer zu sein. Zudem sorgt er für ein wesentlich besseres Gefühl. Wenn das auch bei Ihnen so ist, warum sollten Sie dann noch länger auf eine destruktive Überzeugung bestehen?

Die vier Fragen von *The Work* habe ich übrigens von der Webseite www.thework.com/de übernommen. Byron Katie stellt darauf nicht nur ihre Methode kostenlos zur Verfügung, sondern gibt auch viele weitere Tipps, die Ihnen dabei helfen können, nicht länger das Opfer Ihrer eigenen Glaubenssätze zu sein.

Die rote Warnleuchte

In unserer neu entwickelten Form der Gruppentherapie frage ich die Teilnehmer immer, wer gerne eine fest installierte rote Warnleuchte hätte, die immer dann Alarm schlägt, wenn wieder ein negativer Glaubenssatz unbemerkt den Mund verlässt. Natürlich gehen dann alle Hände hoch, denn wer einmal erkannt hat, wie sehr falsche oder limitierende Glaubenssätze unser Leben beeinflussen, der möchte verständlicherweise mehr Kontrolle über all das, was ihn bis dahin unbewusst gesteuert hat. Ich sage dann immer, dass alle diese rote Warnleuchte längst besitzen, denn sie besteht aus nichts anderem als aus schlechten Gefühlen.

Jedes Mal, wenn wir uns depressiv, kraftlos, ängstlich, traurig, wütend, neidisch, hilflos oder auch aggressiv fühlen, ist genau das unser fest eingebautes Warnsignal. Denn ob Sie es glauben oder nicht, fast alle diese Gefühle werden durch einen Glaubenssatz ausgelöst, der uns unmittelbar vorher durch den Kopf geht. Wenn Sie sich also das nächste Mal schlecht fühlen und nicht gerade eine Trauerphase durchleben, dann schenken Sie diesem Gefühl nicht zu viel Aufmerksamkeit, sondern fragen Sie sich stattdessen lieber, wie Sie dieses Gefühl selbst ausgelöst haben könnten. Also, welcher Gedanke Ihnen gerade durch den Kopf gegangen ist, der dieses Gefühl überhaupt erst ermöglicht hat. Auf diese Weise erhalten Sie nach und nach mehr Kontrolle darüber, was Ihnen wann warum die Stimmung verhagelt, und zudem gelingt es Ihnen immer schneller, das Blatt zu wenden. Dazu passt folgender Sinnspruch des deutschen Journalisten und Verlegers Peter Hohl:

> *Man könnte sich den ganzen Tag ärgern. Man ist aber nicht dazu verpflichtet.*

Kapitel 4
Die zehn häufigsten Ursachen eines Burnout

4.1 Ursache Nr. 1: Unerkannte Energie- und Zeitdiebe

Im vorangegangenen Kapitel haben wir uns ja bereits eingehend mit den Auswirkungen von falschen oder limitierenden Glaubenssätzen beschäftigt. Sie stehlen einem nicht nur Energie, sondern auch etwas, das Menschen mit Burnout-Syndrom am meisten vermissen, nämlich Zeit. Besonders gravierend wird dieser Verlust vor allem dann, wenn die Glaubenssätze noch sogenannte »Generalisierungen« enthalten. Wie viel Macht diese scheinbar harmlosen Wörter über unser Wohlbefinden haben, wird regelmäßig unterschätzt. Welche Wörter das im Einzelnen sind, dazu später mehr. Lassen Sie mich zuerst anhand eines Gedankens, den vermutlich jeder kennt, näher erläutern, was ich meine:

»Heute ist mir alles zu viel!«

Bei diesem Gedanken steckt die Generalisierung im Wort *alles*. Weitere Generalisierungen wären zum Beispiel *nie*, *immer* oder *ständig*. Sobald Sie eines dieser Wörter verwenden, können Sie davon ausgehen, dass Sie gerade im Begriff sind, sich ein Stück weit selbst zu belügen. Schwer zu glauben? Dann lassen Sie uns den Wahrheitsgehalt gemeinsam überprüfen. Angenommen, Sie denken mittags um zwölf Uhr: *Heute ist mir alles zu viel*, dann kann das bei genauer Betrachtung allein deshalb nicht stimmen, weil Sie bis dahin garantiert schon ein paar Dinge erledigt haben, die Ihnen nicht sonderlich schwergefallen sind. Zum Beispiel duschen, frühstücken, Ihr Kind oder Haustier versorgen oder auf dem Weg zur Arbeit Radio hören. Vielleicht haben Sie sich darüber hinaus noch etwas für den Abend vorgenommen, das Ihnen nicht nur leichtfallen wird, sondern sogar angenehm ist, sagen wir, auf dem Sofa sitzen und fernsehen.

Egal wie Sie es drehen und wenden, der Satz *Heute ist mir ALLES zu viel* entspricht nicht der vollen Wahrheit, auch wenn Sie diesen Selbstbetrug nicht sofort bemerken. Was Sie aber sehr wohl bemerken werden, sind die Folgen dieser unscheinbaren »Lüge«. Probieren Sie es aus. Kaum ist obiger Gedanke zu Ende gedacht, können Sie spüren, wie Ihre Kräfte schwinden und alles plötzlich viel anstrengender wird.

Ein einziger Gedanke, genau genommen sogar nur ein einziges Wort, sorgt dafür, dass Sie Aufgaben unnötig in die Länge ziehen. Es kann sogar passieren, dass Sie unbewusst flüchten und erst mal einen Kaffee oder eine Zigarette brauchen oder ein wenig im Internet surfen, um sich abzulenken. Oder Sie beschäftigen sich mit ganz anderen Dingen, die zwar leicht von der Hand gehen, aber momentan weder wichtig noch dringend sind. Wer ohnehin schon unter Zeitdruck steht, bekommt dadurch auch noch ein schlechtes Gewissen, was die Stimmung zusätzlich drückt.

Raus aus der Generalisierungsfalle

Womöglich können Sie sich das kaum vorstellen, doch sobald es Ihnen gelingt, Generalisierungen zu vermeiden und stattdessen konkret zu benennen, was Sie WIRKLICH nervt, können Sie sich eine Menge Energie und auch Zeit sparen. Wie dieses »konkrete Benennen« aussehen könnte, möchte ich Ihnen anhand des eingangs gewählten Beispiels demonstrieren. Ich biete Ihnen nun vier mögliche Alternativen an, die vermutlich allesamt »wahrer« sind als der generalisierte Gedanke: *Heute ist mir ALLES zu viel.* Sicherlich passen diese »Konkretisierungen« nicht für jeden, aber bestimmt fällt Ihnen beim weiteren Lesen auch ein Beispiel ein, das sich auf Ihren Alltag anwenden ließe:

- Auf das Meeting heute habe ich keine Lust.

- Vor diesem Anruf würde ich mich am liebsten drücken.

- Der Elternabend dauert heute bestimmt wieder viel länger als nötig.

- Mist, der Kühlschrank ist leer. Jetzt muss ich nach dem anstrengenden Arbeitstag auch noch einkaufen gehen.

Vielleicht merken Sie ja allein schon beim Durchlesen, wie viel leichter sich ein Gedanke anfühlt, sobald man klar benennt, was einen gerade stört, anstatt durch eine unbedachte Generalisierung alles zur Belastung abzustempeln. Denn jetzt können Sie (vielleicht zum ersten Mal) klar eingrenzen, wie lange das belastende Ereignis wirklich dauert. Beim erwähnten Telefonat sind das vermutlich keine zehn Minuten, das Meeting und der Einkauf sind ebenfalls meist in 45 Minuten erledigt, und selbst ein Elternabend dauert im schlimmsten Fall statt eineinhalb Stunden zwei.

Das sind, je nach Beispiel, zwar immer noch zwischen 10 und 120 Minuten, die Sie irgendwie zu überstehen haben, aber zumindest überschattet das lähmende Gefühl nicht mehr den halben Tag. Je kürzer der klar definierte Zeitraum ist, in dem Sie etwas tun müssen, wozu Sie keine Lust haben, umso leichter gelingt es, sich entsprechend zu motivieren. Denn es ist ein gewaltiger Unterschied, ob einem ALLES zu viel ist oder man NUR die nächsten zehn Minuten überstehen muss, in denen man ein unangenehmes Telefonat zu führen hat. Ist das erledigt, fühlen Sie sofort eine deutliche Entlastung und auch wieder mehr Energie, wodurch Sie wahrscheinlich auch seltener Zeit mit tröstlichen, aber wenig effektiven Tätigkeiten vergeuden.

Die Lösung unserer Probleme liegt selten da, wo wir sie suchen

Oft sind die Gründe, warum Menschen sich so lange überfordern, bis sie im Burnout landen, absolut nachvollziehbar. Da wäre zum einen ein starkes Verantwortungsgefühl der Familie, den Kollegen oder auch seinen Mitarbeitern gegenüber. Auch finanzielle Gründe wie Schulden oder Zahlungsfristen spielen eine Rolle, ebenso festgefahrene und veraltete Vorstellungen darüber, wie echte Arbeit auszusehen hat.

Ich weiß, wovon ich rede, denn im Alter von 41 Jahren litt ich selbst unter einem so heftigen Burnout-Syndrom, dass ich beschloss, alles hinzuwerfen, was ich mir bis dahin aufgebaut hatte. Meine Angst davor, ein weiteres Mal eine Depression durchleben zu müssen, wie ich sie als junger Mann schon einmal gehabt hatte, war so groß, dass ich fast alles getan hätte, um mich wieder frei und unbeschwert zu fühlen.

Doch ich hatte Glück! Denn ich traf auf Menschen, die mir glaubhaft versichern konnten, dass es einen Ausweg aus meiner Situation gab. Allerdings musste ich dazu bereit sein, absolut alles zu hinterfragen, was ich bis dahin als allgemeingültig und alternativlos betrachtet hatte. Da ich jedoch ohnehin schon so weit war, alles hinzuschmeißen, fiel mir dieser Schritt glücklicherweise nicht sonderlich schwer. Was dann folgte, war eine Zeit des Lernens und Staunens, in der ich immer wieder feststellen durfte, dass die Lösung meiner Probleme selten da zu finden war, wo ich sie gerne gehabt hätte.

Insofern wäre es auch nicht verwunderlich, wenn Ihnen einige der Strategien, die ich gleich vorstellen werde, anfangs etwas verrückt, übertrieben, unrealistisch oder sogar absurd vorkommen. Zumindest mir ging es so, als ich zum ersten Mal davon hörte. Dennoch ließ ich mich darauf ein und wurde in vielerlei Hinsicht dafür belohnt. Inzwischen haben meine Kollegen und ich auf diese Weise so viele Menschen aus der Burnout-Falle befreien können, dass ich Ihnen nur raten kann, sich zumindest für ein paar Wochen darauf einzulassen. Denn wie sagte Albert Einstein einst so treffend:

> *Probleme kann man niemals mit derselben Denkweise lösen, durch die sie entstanden sind.*

Schärfen Sie Ihre Säge

Der beste Schutz gegen Burnout besteht zunächst einmal darin, so viele Energie- und Zeitdiebe wie möglich zu identifizieren und auszuschalten. Manchmal kann es zudem nötig sein, dass Sie Ihre Arbeitsabläufe mehr oder weniger stark umstrukturieren. Viele unserer Patienten schrecken im ersten Moment zurück, sobald ich darauf zu sprechen komme. Und noch bevor sie überhaupt erfahren haben, wie so eine Umstrukturierung aussehen könnte, reagieren sie mit einem Glaubenssatz wie diesem:

> »In meinem Fall sind die Dinge nun mal so, wie sie sind. Größere Veränderungen sind aktuell einfach nicht möglich!«

Haben wir jedoch erst einmal ein paar Energie- und Zeitdiebe erfolgreich ausgeschaltet, klingt das meist ganz anders:

> »Ich hätte nie gedacht, dass das so viel bringt. Jetzt verstehe ich endlich, warum ich mich all die Jahre so abgestrampelt habe, ohne auf einen grünen Zweig zu kommen.«

Manche Menschen sind leider so in ihrem Hamsterrad gefangen, dass sie die einfachsten Lösungen übersehen. Sie sägen Tag für Tag mit einer stumpfen Säge, was zwar harte Arbeit ist, aber alles andere als effektiv. Würden sie sich einen Moment Ruhe gönnen, könnten sie erkennen, dass es schlauer wäre, die Säge zu schärfen, um fortan Zeit und Energie zu sparen.

Natürlich kostet auch das »Schärfen der Säge« Zeit. Und je mehr man im Stress ist, umso weniger von diesem kostbaren Gut scheint man zu haben. Dass sich dieser Einsatz jedoch schnell amortisiert und Sie anschließend nicht weniger, sondern mehr Zeit zur Verfügung haben, ist zumindest für Außenstehende offensichtlich. Nicht anders verhält es sich, wenn Sie sich aufmachen, Ihre persönlichen Energie- und Zeitdiebe zu entlarven. Bewusst darauf zu achten, welche Glaubenssätze, Generalisierungen und Denkfehler Ihnen bislang im Weg standen, um endlich ein schönes und entspanntes Leben zu führen, kostet Sie anfangs etwas Zeit. Doch die ist gut investiert, unabhängig davon, ob Ihr Burnout privater oder beruflicher Natur ist und ob Sie Angestellter, Selbstständiger oder Unternehmer sind. Doch bevor wir nun loslegen und auch Ihre Säge schärfen, ist es nötig, eine ehrliche Bestandsaufnahme durchzuführen.

Legen Sie die Karten auf den Tisch

Nach wie vor ist Unzufriedenheit im Beruf der unangefochtene Auslöser Nummer eins für Burnout. Hier wirklich etwas zum Besseren zu verändern gelingt jedoch nur, wenn Sie absolut ehrlich zu sich selbst sind. Vielleicht haben Sie einen Job, in den Sie einst mit großem Idealismus gestartet sind, der Sie aber heute nur noch auffrisst. Wenn Ihr Gehalt eher eine Art Schmerzensgeld ist, wird es Zeit, den goldenen Käfig zu verlassen.

Das Gleiche gilt, falls Kommunikation mit Ihrem Chef nur noch dann stattfindet, wenn er mal wieder einen Fehler entdeckt hat oder mehr Überstunden einfordert. Investieren Sie Ihre Zeit besser in ein paar Bewerbungsschreiben, anstatt noch mehr Überstunden zu leisten, für die Sie keinen angemessenen Dank erhalten.

Wer hingegen Arbeitgeber ist, darf sich endlich von dem einen Mitarbeiter trennen, der stets nur Kopfzerbrechen bereitet. Zugegeben, gute Mitarbeiter zu finden kann eine Herausforderung sein. Aber eine, die sich definitiv auszahlt, selbst wenn Sie dafür erst einmal Zeit und Geld investieren müssen. Machen Sie sich deshalb bewusst, dass schlechte Mitarbeiter nicht nur Zeit und Nerven kosten, sondern auch das ganze Betriebsklima vergiften und im schlimmsten Fall sogar gute Mitarbeiter vergraulen.

Wer in einer unglücklichen Ehe lebt, die eigentlich nur noch auf dem Papier existiert, dem dürfte ebenfalls längst bewusst sein, wodurch er die meiste Lebensenergie vergeudet. Haben Sie sich schon einmal die Frage gestellt, wie lange Sie das noch aushalten wollen? Viele antworten an dieser Stelle: »Bis das Haus abbezahlt ist« oder »Bis die Kinder erwachsen sind«. Haben Sie mal ausgerechnet, wie viele Jahre das noch wären? Ich glaube, das Leben ist viel zu kurz für eine schlechte Beziehung, zumal Sie ja auch eine Vorbildfunktion für Ihre Kinder haben. Wer sich nur wegen der Kinder nicht trennt, der impft seinen Kindern unbewusst folgenden Glaubenssatz ein:

»Liebes Kind, wenn du in deiner Beziehung nicht mehr glücklich bist und selbst schon Kinder hast, dann darfst du dich leider nicht trennen. Egal wie krank die Situation dich macht, die Illusion einer heilen Familie geht vor!«

Glauben Sie wirklich, dass Sie Ihren Kindern damit einen Gefallen tun? Falls Sie schon länger über eine Trennung nachdenken, Ihnen dazu aber der Mut fehlt oder Sie nicht wissen, wie Sie vorgehen sollen, dann lassen Sie sich von einem unabhängigen Profi helfen. Ob Paartherapeut, Psychologe oder Coach – eine Beziehungskrise müssen Sie nicht alleine durchstehen!

Überprüfen Sie Ihre »Werte« und für wen diese gelten

Ausgerechnet eine der wunderbarsten menschlichen Fähigkeiten kann zum größten Fluch werden – die Empathie. Manche Menschen können zielsicher vorhersagen, was andere brauchen, gleichzeitig sind sie nahezu unfähig, für ihre eigenen Bedürfnisse zu sorgen. Es mag befremdlich klingen, doch »gutes Benehmen« ist einer der Hauptgründe dafür, warum Menschen im wahrsten Sinn des Wortes »ausbrennen«.

Ohne Frage sind Werte wie Rücksicht, Bescheidenheit, Respekt, Höflichkeit oder Verantwortungsgefühl das Rückgrat jeder zivilisierten Gesellschaft, und auch ich möchte sie auf keinen Fall missen. Gutes und rücksichtsvolles Benehmen beinhaltet aber nicht, dass Sie sich aufopfern und ausnutzen lassen müssen. Wenn Sie zum Beispiel Mitarbeiter haben, die sich ständig auf Kosten anderer vor der Arbeit drücken, oder auch einen Chef, der Sie nach Strich und Faden ausnutzt, dann haben diese Menschen weder Ihre Loyalität noch Ihr Verantwortungsgefühl verdient. Selbst Freunden und Verwandtschaft gegenüber dürfen Sie auch mal »Nein« sagen. Sie müssen niemandem beweisen, dass Sie ein toller Mensch sind. Teilen Sie Ihre Zeit und Ihre Energie am besten nur noch mit Menschen, die dieses Geschenk auch wirklich zu schätzen wissen und Ihnen den Respekt und die Anerkennung entgegenbringen, die Sie verdient haben.

In den meisten Fällen sind es übrigens wieder nur falsche Glaubenssätze, die verhindern, dass jemand schnell etwas an einer unbefriedigenden Situation verändert. Wer zum Beispiel für seine Firma ständig Überstunden macht, ohne dafür angemessen entlohnt und wertgeschätzt zu werden, der hat höchstwahrscheinlich einen Glaubenssatz wie diesen:

»Eine bessere Arbeit werde ich nicht finden!«

Dieser Glaubenssatz ist besonders gefährlich, denn er ist auch eine sich selbst erfüllende Prophezeiung. Wer sich einredet, dass er keine befriedigende und gut bezahlte Beschäftigung finden kann, der wird natürlich gar nicht erst anfangen, effektiv danach zu suchen. Viel aufbauender und hilfreicher wäre stattdessen dieser Glaubenssatz:

»Beruf kommt von Berufung. Auch für mich gibt es den genau passenden Job, und wer suchet, der findet!«

Wer nicht nur irgendeinem Beruf nachgeht, sondern seiner Berufung, der wird auch wesentlich seltener über Energiemangel klagen, da ihm die Arbeit deutlich leichter fallen wird. Selbst ein Hobby kann mit etwas Kreativität und Hingabe zum Beruf werden, wie dieser Fall aus meiner Praxis eindrücklich beweist:

Ein 43-jähriger Mann kam mit einem akuten Burnout-Syndrom zu uns in die Praxis. Er arbeitete als Angestellter in einer Werbeagentur und litt zunehmend unter dem Druck, den sein Chef und die Kunden, die er betreute, auf ihn ausübten. Sein einstiger Traumjob war mittlerweile zum Albtraum mutiert, während gleichzeitig immer mehr ehrgeizige Berufsanfänger bereit waren, für die Hälfte seines Einkommens seinen Platz zu übernehmen.

In unserer ersten Sitzung fragte ich ihn, ob es irgendetwas gäbe, für das er sich wirklich begeistern könne. Es stellte sich heraus, dass er für sein Leben gern reiste. Neue Länder und Kulturen kennenzulernen erfüllte ihn mit solch einer Freude, dass seine Augen regelrecht anfingen zu strahlen, als er davon erzählte. Als ich jedoch fragte, warum er das Reisen dann nicht zu seinem Beruf machen würde, verschwand das Strahlen schlagartig, und es folgte dieser limitierende Glaubenssatz:

»Davon kann man doch nicht leben.«

Dieser Glaubenssatz war so mächtig, dass er noch nie auf die Idee gekommen war, bei Google folgende Suchanfrage zu starten: »Vom Reisen leben«. Und das, obwohl er täglich mit Computern, Social Media und Onlinemarketing zu tun hatte. Also ermutigte ich ihn dazu, und so fand er schließlich heraus, dass Reiseblogger, also Menschen, die auf einer Webseite über ihre Reisen berichten, durchaus gut davon leben können. Die Einnahmen der beruflichen Weltenbummler schwanken meist zwischen 2500 und 5000 Euro, je nachdem, wie fleißig gebloggt wird. Wenn man jetzt noch bedenkt, dass der Euro in den meisten Ländern wesentlich mehr Kaufkraft hat als in Deutschland, sollte zudem klar sein, dass Reiseblogger noch nicht einmal auf Luxus verzichten müssen, um ihrer Berufung nachgehen zu können.

Inspiriert von dieser neuen Perspektive, fing der Mann noch am selben Abend an, seine bereits vorhandenen Reisefotos und Videos zu sichten und erste kleine Texte über seine bisherigen Reisen zu verfassen. Statt sich abends frustriert mit einem Bier vor den Fernseher zu setzen, arbeitete er nun zuerst jeden Abend eine Stunde an seinem eigenen Reiseblog. Etwa neun Monate später hatte der Blog schon über 30 000 Follower und generierte bereits Einnahmen zwischen 800 und 1300 Euro pro Monat. Als seine Blogbeiträge weitere sechs Monate später das erste Mal mehr als 2000 Euro einbrachten, kündigte er selbstbewusst seine bisherige Stellung und widmet sich seitdem nur noch seiner Berufung. Das Burnout-Syndrom verschwand allerdings schon wesentlich früher. Bereits wenige Wochen nachdem er entschieden hatte, sich nebenher eine neue berufliche Zukunft aufzubauen, löste es sich förmlich in Luft auf. Manchmal reicht schon eine neue Perspektive, um auch für den Rest des Weges wieder ungeahnte Kräfte zu mobilisieren.

Über das, was einen begeistert, zu bloggen, war schon für viele der entscheidende Schritt, um sich nach und nach von einer unbefriedigenden Arbeit zu befreien und Geld mit etwas zu verdienen, das wirklich Spaß macht. Das nötige Know-how, um einen eigenen

Blog zu betreiben, bekommt man übrigens für weniger als 20 Euro über Online-Lernplattformen wie zum Beispiel Udemy.com. Dort lernen Sie auch, wie Sie mithilfe von »Google AdSense« und »Affiliate-Programmen« aus Ihrem Blog eine regelmäßige Einnahmequelle machen. Oft reichen schon 15 bis 20 Unterrichtsstunden, bis Sie loslegen können und erste Einnahmen generieren. Ob es darin dann um Hundeerziehung, Gartenarbeit, glutenfreie Ernährung oder eben ums Reisen geht, hängt einzig und allein davon ab, wofür Sie sich begeistern.

Kleiner Tipp: Wenn Sie »vom Reisen leben« googeln, werden Sie sicher auch über einen besonders gelungenen Beitrag der Reisebloggerin Carina Herrmann stolpern. Er trägt den Titel: »Wie das Reisen mein Leben ruiniert hat«. Frau Hermann zerlegt darin so elegant und humorvoll alle Reise-Glaubenssätze, dass ich Ihnen ihren Blog www.pinkcompass.de nur wärmstens empfehlen kann.

Tausendmal gehört und immer noch falsch

Gehören auch Sie zu denen, die von klein auf mit folgenden »Weisheiten« bombardiert worden sind:

- Das Leben ist kein Ponyhof.
- Du bist nicht zum Vergnügen hier.
- Ohne Fleiß keinen Preis.
- Das Leben ist kein Zuckerschlecken.
- Wer zuletzt lacht, lacht am besten.

Diese Überzeugungen führen nicht gerade zu mehr Lebensfreude und Leichtigkeit. Auch wenn es hart klingt: Solche Sätze dienten einst dazu, brave Untertanen zu erziehen. Wer damit aufwuchs, lernte von Kindesbeinen an, sich unterzuordnen, faule Kompromisse einzugehen und widerspruchslos zu funktionieren.

Doch zum Glück haben wir heute ganz andere Möglichkeiten, und es gibt viele Menschen, die Spaß haben, anstatt sich kaputtzuschuften, und die dennoch ein gutes und erfolgreiches Leben führen. Die wichtigste Frage, die Sie solchen Menschen stellen können, ist: »Wie hast du das hinbekommen?« Und sich selbst dürfen Sie fragen: »Was davon kann ich für mein eigenes Leben übernehmen?«

Gute und schlechte Ratgeber

Wenn Sie sich künftig einen Rat holen, dann am besten von Menschen, die durch ihr eigenes Leben BEWEISEN, dass sie wissen, wie man gut lebt. Fragen Sie deshalb lieber nicht den einzigen Dauersingle in Ihrem Freundeskreis nach Beziehungstipps. Und ob Sie sich nach einem neuen Job umsehen sollten, würde ich nicht mit jemand besprechen, der sich seit Jahrzehnten in derselben Firma abquält und nur die Tage bis zu seiner Rente zählt.

Es gibt leider viel zu viele Menschen, die ein Leben lang gespart und brav all das gemacht haben, was man von ihnen verlangt hat. Ihr Ziel war es, bis zum Rentenalter durchzuhalten, um dann das Leben in vollen Zügen zu genießen. Blöd nur, dass viele dieses Alter gar nicht erreichen oder bis dahin so krank oder dement sind, dass von »genießen« keine Rede mehr sein kann. Vergessen Sie das Märchen vom schönen Lebensabend. Das ist eine genauso gefährliche Lüge wie die Aussage, dass unsere Renten sicher seien. In meinen Seminaren sage ich deshalb oft:

Ich glaube felsenfest an ein Leben VOR dem Tod!

Oft brauchen die Teilnehmer dann einen Moment, bevor Sie anfangen zu schmunzeln. Ein Leben vor dem Tod bedeutet, dass Ihr Leben GENAU JETZT stattfindet. Nicht erst, wenn endlich dieses oder jenes Projekt abgeschlossen ist, die Kinder aus dem Haus sind oder das Rentenalter erreicht ist.

Sorgen Sie dafür, dass Sie jeden Tag etwas tun, was Ihnen das Gefühl gibt, dass es ein guter Tag war. Genießen Sie ganz bewusst ein gutes Essen, gehen Sie spazieren, lesen Sie ein paar Seiten eines wirklich guten Buches und vor allem: LACHEN SIE! Meine Frau und ich haben sogar eigens dafür einen Ehevertrag geschlossen. Er besteht nur aus einer einzigen Klausel. Wir haben uns darin gegenseitig verpflichtet, uns bis zum Ende unseres Lebens wenigstens einmal am Tag zum Lachen zu bringen.

Was für ein Vorbild wollen Sie sein?

Glückliche Kinder haben glückliche Eltern. Das ist ein weiser und sehr hilfreicher Glaubenssatz. Es gibt zu viele Menschen, die so fixiert darauf waren, für ihre Kinder etwas aufzubauen und anzusparen, dass sie darüber deren Kindheit weitgehend verpasst haben.

Verbringen Sie Zeit mit Ihren Kindern, solange diese noch wissbegierig sind und von Mama und Papa lernen wollen, was echtes Leben bedeutet.

Sie sichern Ihre Kinder nicht für die Zukunft ab, indem Sie sich abrackern und ihnen zum Ausgleich ein neues Smartphone kaufen. Starke, mutige, fröhliche und lebensbejahende Persönlichkeiten wachsen dadurch, dass wir Zeit mit ihnen verbringen, ihnen beibringen, kluge Fragen zu stellen, und sie davor bewahren, Opfer ihrer falschen Glaubenssätze zu werden.

Um ihnen all das vermitteln zu können, sollten wir diese Kompetenzen jedoch erst einmal selbst beherrschen. Der Aufwand lohnt sich, nicht nur für Sie, sondern auch für Ihre Kinder. Junge

Menschen, die so aufgewachsen sind, wollen und können nämlich ganz hervorragend alleine für ihren Wohlstand sorgen. Und das nicht, obwohl, sondern weil Sie als Eltern Ihrer Berufung nachgehen und dadurch von Anfang an ein gutes Vorbild abgeben.

Achten Sie auf das gesunde Mittelmaß

Die vorangegangenen Zeilen bedeuten keineswegs, dass Sie Ihren Kindern unentwegt das Gefühl geben sollen, die Besten, Tollsten und Klügsten zu sein. Fördern und fordern Sie Ihren Nachwuchs gleichermaßen. Wer für jedes noch so schlecht gemalte Bild in den Himmel gelobt wird, kann kaum den nötigen Ehrgeiz entwickeln, um sich später in der Uni oder im Beruf zu behaupten.

Vielleicht kennen Sie ja den Ausdruck »Helikoptereltern«? Gemeint sind Eltern, die permanent nur um ihre Kinder kreisen und diese vor allem behüten wollen, was auch nur ansatzweise gefährlich oder belastend sein könnte. Wie sollen diese Kinder lernen, im Leben zu bestehen, wenn ihnen das nötige Training dafür verwehrt wird? Zudem vergessen diese Eltern häufig, auf sich selbst zu achten. Der Drang, als Mutter oder Vater »perfekt« zu sein, verhindert, dass die eigenen Energiereserven rechtzeitig aufgefüllt werden. Deshalb sind gerade Helikoptereltern besonders häufig von Burnout und im späteren Verlauf auch von Depressionen betroffen. Ist es erst einmal so weit gekommen, stellt sich übrigens in aller Regel heraus, dass die Kinder auch ganz hervorragend zurechtkommen, wenn man nicht mehr ständig um sie kreist. Wäre es dann nicht besser, bei der Erziehung von Anfang an auf unnötigen Perfektionismus zu verzichten und lieber gemeinsam mit dem Kind zu wachsen?

Menschen mit Burnout-Syndrom sind regelrechte Glaubenssatz-Maschinen

Vor einigen Jahren kam eine 29-jährige Frau zu uns in die Praxis, die unter einem schweren Burnout-Syndrom litt. Neben ihrer Arbeit als selbstständige Physiotherapeutin machte ihr auch die Erziehung ihres vierjährigen Sohnes zunehmend zu schaffen. Als Alleinerziehende kreiste ihr ganzes Leben nur noch um die Arbeit und die Kindererziehung. Abends, wenn der Kleine endlich eingeschlafen war, war sie meist so erschöpft, dass sie bereits nach wenigen Minuten vor dem Fernseher einschlief. Zum Vater des Kindes hatte sie kaum Kontakt, da dieser sie bereits während der Schwangerschaft mehrfach betrogen hatte. Und für eine neue Beziehung mangelte es sowohl an Zeit als auch an Bereitschaft.

Als ich sie fragte, wann sie zum letzten Mal nur etwas für sich getan hatte, winkte sie sofort ab. Das gehe in ihrer derzeitigen Situation nicht. Die Großeltern wohnten zu weit weg, und auch die Freundin, bei der sie das Kind wenigstens ab und an mal ein paar Stunden habe abgeben können, sei vor Kurzem weggezogen. Als ich vorschlug, sie könne doch einen Babysitter engagieren, wehrte sie entschieden ab. Erstens könne Sie sich das gar nicht leisten, zweitens seien zuverlässige Babysitter extrem schwer zu finden, und drittens würde sie ihr Kind niemals einem Fremden anvertrauen. »Wow!«, sagte ich bewusst provozierend. »Gleich drei Lügen in einem Satz. Das muss Ihnen erst mal einer nachmachen!«

Völlig irritiert fragte die junge Frau mich, was ich damit sagen wolle, denn natürlich war sie sich keiner »Lüge« bewusst. Also brachte ich etwas Licht ins Dunkel ihrer Glaubenssätze:

»Falscher Glaubenssatz Nr. 1:
Ich kann mir das nicht leisten!«

Meine Klientin verdient in der Stunde zwischen 32 und 48 Euro, je nachdem, ob es sich um manuelle Therapie, Massagen oder Krankengymnastik handelt. Somit erwirtschaftet sie pro Stunde das Drei- bis Vierfache einer Babysitterin. Selbst wenn sie ihr Kind vom Kindergarten abholen lässt und die An- und Abfahrt noch extra entlohnt, hätte Sie bereits mit zwei zusätzlichen Arbeitsstunden den Babysitter für einen kompletten Abend finanziert.

Es spielt übrigens keine Rolle, ob Sie als freiberufliche Physiotherapeutin, Angestellte im Einzelhandel oder als Kraftfahrer arbeiten. In aller Regel verdienen Sie pro Stunde ein Vielfaches von dem, was Sie für eine gute Kinderbetreuung investieren. Falls nicht, sollten Sie sich schleunigst anderweitig bewerben, denn beim derzeitigen Fachkräftemangel ist Ihre Arbeitszeit wahrscheinlich deutlich mehr wert, als Sie aktuell bekommen. *Ich kann mir das nicht leisten* bedeutet genau genommen: *Ich will mir das nicht leisten.*

Falscher Glaubenssatz Nr. 2:
»Zuverlässige Babysitter sind schwer zu finden!«

Millionen von Familien und Alleinerziehenden beschäftigen ab und an einen Babysitter. Würde man keine zuverlässigen finden, wäre dem wohl kaum so. Und zu glauben, dass all diese Eltern ihren Nachwuchs von zweifelhaften Gestalten betreuen lassen, ist ebenso absurd. Egal ob ältere Schülerinnen oder Studentinnen, berentete Erzieherinnen und Erzieher oder junge Mütter, bei denen nur der Mann arbeitet und die sich etwas dazuverdienen wollen: Das Angebot an zuverlässigen Babysittern ist enorm. Egal ob Sie sich im Kindergarten oder in der Nachbarschaft umhören, die Aushangtafeln im Supermarkt oder das Internet durchforsten oder aktiv Bekannte ansprechen, Möglichkeiten gibt es mehr als genug. Kommen wir somit zur dritten und wohl schwerwiegendsten Lüge.

Falscher Glaubenssatz Nr. 3:
»Ich würde mein Kind niemals einem Fremden anvertrauen!«

Sobald Sie Ihr Kind zum ersten Mal in den Kindergarten bringen, überlassen Sie es wildfremden Menschen. Und das ist auch gut so. Denn nur so kann Ihr Kind die nötigen Sozialkompetenzen lernen, um später nicht als Außenseiter zu enden. So wichtig eine gesunde Bindung zu möglichst beiden Elternteilen ist, so wichtig ist es auch, Kindern frühzeitig beizubringen, dass Sie sich auch auf andere Bezugspersonen einstellen dürfen und können. Geschieht dies nicht, werden unter Umständen bereits in einem sehr frühen Alter Anlagen für Angststörungen und weitere psychische Probleme gelegt. Denn wer von klein auf lernt, dass er nur Mama oder Papa vertrauen kann, der wird fast zwangsläufig ängstlich und trainiert somit bereits im Vorschulalter ein vielschichtiges Vermeidungsverhalten.

Sich selbst und anderen zu erzählen, man würde sein Kind NIEMALS (Achtung: Generalisierung!) von Fremden betreuen lassen, hat noch weitere schwerwiegende Folgen. Eltern, die so denken, brennen mit der Zeit mehr und mehr aus. Das Nervenkostüm wird dünner und dünner, bis man sich irgendwann dabei erwischt, längst nicht mehr so liebevoll und gelassen den Kindern gegenüber zu sein, wie man das gerne wäre. Rechtzeitig dafür zu sorgen, dass Sie neben der Elternrolle auch noch ein eigenes Leben haben, hilft also nicht nur Ihnen, sondern auch Ihrem Kind. Zum einen, weil Sie als Eltern souverän bleiben, und zum anderen, weil Kinder alles kopieren, was man ihnen vorlebt. Wenn Sie also nicht wollen, dass Ihr Kind sich später genauso zwischen Familie und Beruf aufreibt, wie Sie das vielleicht gerade tun oder getan haben, dann wird es höchste Zeit, sich von einigen Glaubenssätzen zu verabschieden.

Übrigens trifft das oben Gesagte selbst dann zu, wenn Sie gar keine Kinder haben. Menschen mit psychischen Problemen neigen dazu, sich eher um andere zu kümmern, als ihre eigenen Probleme in Angriff zu nehmen. Und wenn es nicht die eigenen Kinder sind, um die man sich sorgt, dann sind es vielleicht Nichten oder Neffen, die eigenen Eltern, Freunde, Bekannte, ein Hund, eine Katze oder irgendein anderes hilfsbedürftiges Lebewesen. In all diesen Fällen gilt: Nur wer selbst vor Kraft strotzt, weil er seine Energie- und Zeitdiebe erkannt und beseitigt hat, kann auch dauerhaft für andere da sein, ohne selbst Schaden zu nehmen.

4.2 Ursache Nr. 2: Die Facharbeiter-Unternehmer-Falle

Dass gerade Selbstständige und Unternehmer überdurchschnittlich oft über Burnout klagen, hat einen häufig übersehenen Grund. Sie stecken in etwas fest, das der Unternehmer-Coach Stefan Merath die »Facharbeiter-Unternehmer-Falle« nennt. In seinem sehr empfehlenswerten Buch *Der Weg zum erfolgreichen Unternehmer*[61] beschreibt er eindrücklich, welche Entwicklung bei Selbstständigen und Unternehmern dazu führt, dass sie mehr und mehr ausbrennen. Neben der Funktion des Unternehmers halten sich viele nämlich auch für die beste Fachkraft ihrer Firma. Da in beiden Arbeitsbereichen jedoch völlig unterschiedliche Denk- und Handlungsweisen gefragt sind, ist man bei so einer Doppelbelastung ständig gezwungen, die Perspektive zu wechseln. Und das kostet sowohl Zeit als auch Geld, weil man ja immer wieder aus seinem Arbeitsprozess herausgerissen wird.

Ein Facharbeiter, so Merath, arbeitet IM Unternehmen, während ein erfolgreicher Unternehmer ausschließlich AM Unternehmen arbeiten sollte. Seine wichtigste Aufgabe ist die, sich selbst im Unternehmen so überflüssig wie möglich zu machen. Merath erklärt zudem, warum Unternehmen, die nur dann funktionieren, wenn der Chef überall mitmischt, faktisch wertlos sind. Eine so strukturierte Firma ist für potenzielle Käufer oder Investoren uninteressant, da diese ja nur an Unternehmen interessiert sind, die aus sich selbst heraus funktionieren. Läuft ohne den Firmengründer nichts, verlieren sie schnell das Interesse. Denn zum einen kann man den Chef ja nicht einfach »miterwerben«, und zum anderen stünde dieser ohnehin schon vor dem nächsten Burnout und wäre somit alles andere als zuverlässig.

Burnout im Beruf basiert häufig nur auf »Denkfehlern«

Sie wären erstaunt, wenn Sie wüssten, wie oft selbst erfolgreiche Unternehmer regelmäßig Denkfehler machen, die letztlich zum Burnout führen. Und das nur, weil sie sich einfach nicht vorstellen können, dass das gewünschte Ergebnis auch viel leichter erreichbar wäre. Hier ein paar der häufigsten Fehlannahmen:

- Wir müssen besser als die Konkurrenz sein.

- Gute Arbeitnehmer sind schwer zu finden.

- Die Kundschaft ist nicht bereit, mehr zu zahlen.

- Das Wort »*selbstständig*« kommt daher, dass man als Selbstständiger *selbst* und *ständig* arbeiten muss.

Sicher haben Sie bereits erkannt, dass es sich auch hierbei nur um Glaubenssätze handelt. Tatsächlich sind nur ein paar Denkfehler dafür verantwortlich, dass man solche Gedanken für bare Münze nimmt, wie ich Ihnen anhand eines Beispiels aus meiner Praxis erläutern möchte:

Die Besitzerin eines Nagelstudios kam wegen akuter Burnout-Gefahr zu uns in die Praxis. Ihr Laden im Zentrum einer deutschen Kreisstadt lief zwar gut, doch leider fielen immer wieder Mitarbeiterinnen durch Krankheit oder Schwangerschaft aus. Um ihre Stammkundschaft nicht zu enttäuschen, kümmerte sie sich deshalb neben ihrer Aufgabe als Unternehmerin auch regelmäßig selbst um die Nägel ihrer Kundinnen. Auch sie steckte somit in der Facharbeiter-Unternehmer-Falle.

Während unserer ersten Sitzung klagte die junge Frau darüber, dass es nahezu unmöglich sei, gute Mitarbeiter zu finden. Als Begründung führte Sie an, dass unter den mehr als 50 000 Nagelstudios in Deutschland ein verbissener Konkurrenzkampf herrsche. So würden nicht wenige versuchen, sich ihren Teil des Kuchens durch immer günstigere Angebote zu sichern. Und dieser Preiskampf würde ihr auch die Möglichkeit nehmen, einfach über höhere Löhne mehr gute Mitarbeiter zu generieren.

Sie hatte noch keine fünf Minuten gesprochen, und doch waren mir schon eine Reihe gravierender Fehlannahmen aufgefallen, die allesamt geradewegs in Richtung Burnout führten. Also bat ich sie, sich zumindest gedanklich auf ein kleines Experiment einzulassen. Dafür stellte ich ihr zuerst die Frage, wie denn ihre »Lieblingskundin« aussehen würde und wie viel Prozent ihrer Kundschaft diese Eigenschaften besäßen. Noch bevor sie die Frage beantwortete, platzte förmlich aus ihr heraus, dass sie sich aufgrund der angespannten Lage »ihre Kundschaft nicht aussuchen« könne. Doch auch das war eine Fehlannahme, wie sich bald herausstellen sollte. Als sie sich wieder ein wenig beruhigt hatte, beschrieb sie ihre Lieblingskundin wie folgt:

- Alter zwischen 40 und 60
- großzügig und freundlich
- kommt wenigstens alle drei Wochen
- steht nicht unter Zeitdruck

Ihrer Erfahrung nach trafen die ersten drei Punkte überwiegend auf Frauen zu, die in gehobenen Positionen arbeiteten, wie zum Beispiel Juristinnen, Ärztinnen, Unternehmerinnen, Inhaberinnen von Boutiquen sowie Frauen im mittleren Management. Diese Klientel mache aber nur etwa 25 Prozent ihrer Stammkundschaft aus, wobei viele davon unter extremem Zeitdruck stünden, was die Arbeit nicht immer einfach gestalte.

Als Nächstes bat ich sie, einmal so zu tun, als wäre absolut alles möglich. Wie würde ihr Geschäftsalltag dann aussehen? Nach einigem Zögern nannte sie mir folgende sieben Punkte:

- Die Mehrheit der Kundinnen besteht aus Lieblingskundinnen.
- Diese kommen entspannt und ohne Zeitdruck.
- Sie dürfen gerne bereit sein, deutlich mehr zu bezahlen.
- Sie sollen so zufrieden sein, dass sie regelmäßig kommen.
- Diese Zufriedenheit führt zu vielen Weiterempfehlungen.
- Sie selbst bearbeitet keine Nägel mehr.
- Die Auswahl an guten Mitarbeiterinnen ist so groß, dass Kundinnen möglichst häufig von ihrer bevorzugten Mitarbeiterin bedient werden.

Doch während sie das alles noch für reine Utopie hielt, hatte ich schon eine grobe Idee, wie sich all diese Punkte tatsächlich erreichen ließen. Der Trick bestand darin, dass meine Klientin künftig nicht mehr arbeiten sollte, sondern weniger und dafür ANDERS. Mithilfe einer Methode aus dem Business-Coaching, die man die »Blue-Ocean-Strategie« nennt, erklärte ich ihr zunächst die drei grundlegenden Punkte, auf deren Basis wir ihren Arbeitsalltag verändern wollten.

1. Statt sich mit anderen um den bestehenden Markt zu prügeln, einen neuen Markt schaffen.

2. Statt die Konkurrenz zu schlagen, der Konkurrenz ausweichen.

3. Statt die existierende Nachfrage zu optimieren, eine völlig neue Nachfrage erschließen.

Verständlicherweise war die junge Frau anfangs mehr als skeptisch. Hatte sie bisher doch alles gegeben, um ihr Geschäft so stabil aufzubauen, dass sie gut davon leben konnte. Wie sollten Denkansätze, die sonst nur von Großkonzernen genutzt werden, einem kleinen Nagelstudio weiterhelfen? Entsprechend verblüfft war sie deshalb, als sich innerhalb von sechs Monaten buchstäblich all ihre Wünsche erfüllt hatten. In dieser Zeit wuchs ihr Mitarbeiterstamm von zwei auf fünf Mitarbeiter an. Sie selbst bearbeitete gar nicht die Nägel ihrer Kundschaft, und ihre wöchentliche Arbeitszeit reduzierte sich von 50 auf weniger als 30 Stunden. Doch das Beste kommt noch: Ohne auch nur einen Cent für zusätzliche Werbung oder größere Räumlichkeiten auszugeben, steigerte sich ihr monatlicher Gewinn auf fast das Doppelte. Wie war das möglich?

Der ganze Trick bestand darin, die »wahren« Bedürfnisse ihrer Kundschaft zu identifizieren und dafür ein passendes Angebot zu entwickeln. Ihre bevorzugten Kundinnen arbeiteten allesamt in gehobenen Positionen und mit Stundensätzen von 80 bis 300 Euro. Doch dummerweise war die Zeit, in der Nagelstudios für gewöhnlich geöffnet hatten, weitgehend deckungsgleich mit der Zeit, in der diese Frauen selbst arbeiteten. Somit kostete jede Stunde, die sie für ihr gepflegtes Erscheinungsbild opfern mussten, richtig viel Geld. Nicht weil das Nagelstudio so teuer war, sondern schlicht aufgrund des erheblichen Einkommensverlusts während der Nagelbehandlung.

Also fingen wir an, basierend auf den wahren Bedürfnissen der »Lieblingskundin« ein neues Angebot zu schaffen, der Konkurrenz elegant auszuweichen und sogar regelrecht einen neuen Markt zu erschließen. Nötig war dazu nichts anderes als neue, für ein Nagelstudio durchaus ungewöhnliche Öffnungszeiten.

Statt von 10 bis 18 Uhr war das Studio nämlich nun von 9 bis 24 Uhr geöffnet. Anfangs nur zwei, später drei und mittlerweile sogar fünf Tage pro Woche. Allein schon dieser Schritt halbierte die Mietkosten nahezu. Denn durch die neuen Öffnungszeiten erhöhte sich die Nutzungsdauer des Ladens von 40 auf 75 Stunden pro Woche.

Ein weiterer Vorteil der längeren Öffnungszeiten bestand darin, dass sie gleich zwei ehemalige Mitarbeiterinnen wieder für sich gewinnen konnte, die durch Schwangerschaft und anschließende Kinderbetreuung ausgefallen waren. Diese konnten bislang ja nur arbeiten, wenn ihre Männer Feierabend hatten und auf die Kinder aufpassten. Da zudem kein anderes Nagelstudio in ihrer Nähe auf die Idee gekommen war, solche Öffnungszeiten anzubieten, gewann sie binnen kürzester Zeit auch noch zahlreiche neue »Lieblingskundinnen«. Für den Luxus, sich vor oder nach der Arbeit ganz ohne Zeitdruck die Nägel machen zu lassen, waren nämlich immer mehr Frauen bereit, selbst längere Anfahrtswege in Kauf zu nehmen.

Ich weiß noch genau, wie überrascht meine Klientin darüber war, dass ihre Kundinnen das neue Angebot nicht nur dankbar annahmen, sondern sogar bereit waren, innerhalb der neu geschaffenen Öffnungszeiten einen deutlich höheren Preis für die Nagelbehandlung zu zahlen. Dank der gesteigerten Einnahmen und der reduzierten Kosten konnte meine Klientin im nächsten Schritt die Löhne ihrer Mitarbeiterinnen angemessen erhöhen. Das wie auch die Möglichkeit flexiblerer Arbeitszeiten führte letztlich dazu, dass noch eine weitere überaus qualifizierte Mitarbeiterin den Weg zu ihr fand. Diese neue Fachkraft erledigt seither nahezu alle Aufgaben einer Geschäftsführerin, wodurch sich die wöchentliche Arbeitszeit meiner Klientin spürbar reduzierte und auch das Burnout-Syndrom vollständig verschwand.

Sie sehen also, die oben aufgeführten Glaubenssätze basierten zumindest in diesem Fall tatsächlich nur auf Denkfehlern, die sich mit der richtigen Strategie allesamt korrigieren ließen.

Bei mir ist das nicht so einfach

Wenn ich in unseren Burnout-Seminaren ein Fallbeispiel wie dieses erzähle, dann höre ich ganz häufig den Einwand: »Alles schön und gut, aber bei mir ist das nicht so einfach zu lösen.« Auch wenn Sie sich das vielleicht aufgrund Ihrer angespannten Lage kaum vorstellen können, bislang ist es uns noch bei fast jedem gelungen, wenigstens ein oder zwei Lösungsansätze zu finden, die schnell zu einer deutlichen Reduzierung der Burnout-Symptomatik geführt haben. Schließlich ist die oben erwähnte »Blue-Ocean-Strategie« nur eines von vielen Business-Tools, die mittlerweile verfügbar sind. Bedenken Sie zudem, dass all diese großartigen Werkzeuge ja genau dadurch entstanden sind, dass es auch heute noch eine Menge Denkfehler im Business gibt. Sollte also auch Ihr Burnout beruflich bedingt sein, habe ich eine gute Nachricht für Sie. Gut möglich, dass Sie gar keine Therapie im klassischen Sinne brauchen, sondern ein veränderter Blick auf Ihren bisherigen Berufsalltag ausreicht, um Ihre psychischen Probleme zu beenden.

Ein Problem lässt sich am besten da lösen, wo es ursächlich entstanden ist

Meine Frau und ich sind überzeugt davon, dass gerade bei beruflich bedingtem Burnout effektive Hilfe vor allem dann geleistet werden kann, wenn neben den psychischen Aspekten auch alle sonstigen Umstände mit einbezogen werden, die der jeweilige Beruf mit sich bringt. Gemäß der Logik, dass man ein Problem am besten da lösen sollte, wo es entstanden ist, kann das aber bedeuten, dass manchmal auch die Expertise eines Business-Coaches, eines Marketing-Experten oder eines Human-Resources-Managers gefragt ist.

Aus diesem Grund haben wir 2018 das »Institut für moderne Psychotherapie« gegründet. Unsere Idee war es, einen Ort zu schaffen, an dem alle diese Disziplinen fächerübergreifend dazu genutzt werden, Menschen mit psychischen Problemen schneller und umfassender zu helfen, als das mit jeweils nur einer Spezialisierung möglich wäre.

Falls Sie mehr über diesen neuen Ansatz in der Psychotherapie erfahren möchten oder an unserem aktuellen Seminarangebot interessiert sind, das wir sowohl für Betroffene als auch für Therapeuten anbieten, dann besuchen Sie doch einfach unsere Webseite www.Institut-moderne-Psychotherapie.de.

4.3 Ursache Nr. 3: Perfektionismus und Selbstausbeutung

Egal ob als besorgter Elternteil, ehrenamtlicher Mitarbeiter einer Hilfsorganisation oder als selbstständiger Unternehmer, wann immer Menschen unermüdlich daran arbeiten, die Lebensumstände für sich oder andere zu verbessern, ist der Hang zum Perfektionismus nicht weit. Doch was soll schlecht daran sein, wenn Menschen hohe Ansprüche an sich selbst haben? Sind nicht gerade die Perfektionisten der Motor unserer Gesellschaft?

Wer so denkt, verwechselt Perfektionismus mit Besessenheit. Menschen, die in Kultur, Wissenschaft und Medizin Erstaunliches erreicht haben, sind nicht in erster Linie perfektionistisch, sondern vielmehr besessen davon, ein gestecktes Ziel zu erreichen. Deswegen scheuen sie sich im Gegensatz zu Perfektionisten auch nicht, schnell und häufig Fehler zu machen, denn genau daraus entsteht Wachstum und Fortschritt. Neue Stufen der Evolution sind nicht einfach da. Sie entstehen dadurch, dass wir Fehler machen und daraus lernen. Dieser Kreislauf kennt kein Ende und somit auch keinen Perfektionismus. Solange die Erde sich dreht, gilt deshalb das Zitat des berühmten Unternehmers und Erfinders Thomas Alva Edison:

> *Wenn du zu wenig Erfolg hast, erhöhe die Geschwindigkeit, mit der du Fehler machst.*

Perfektionismus ist Selbstausbeutung

Das menschliche Streben nach Perfektionismus ist ein Widerspruch in sich. Denn die Worte »Mensch« und »Perfektion« schließen sich regelrecht aus. Charakteristisch für den Menschen ist das Wachstum, das Lebendige, die Vielfalt und die Fähigkeit zur Veränderung. Perfektionismus aber ist EXAKT das Gegenteil von alldem. Wenn etwas perfekt ist, kann ich nichts hinzufügen oder wegnehmen, ohne diesen Zustand zu zerstören. Zudem existiert Perfektionismus nie für sich alleine, sondern nur im Kontext mit seiner Umwelt. Ein Delfin zum Beispiel ist perfekt an das Leben im Wasser angepasst. Für ein Leben in der Wüste ist er hingegen absolut ungeeignet.

Machen Sie sich klar, dass ALLES einem ständigen Wandel unterliegt und die einzige Konstante im Universum die Veränderung ist. Selbst wenn etwas perfekt ist, kann dies immer nur für einen kurzen Augenblick gelten, denn Perfektionismus ist abhängig von der Umwelt, und genau die verändert sich ständig. Was steckt also wirklich dahinter, wenn jemand von sich behauptet, er sei perfektionistisch veranlagt? Vermutlich sind es Gedanken wie diese:

»Für meine Familie oder meinen Job gebe ich alles. Ich sorge dafür, dass alles funktioniert. Selbst wenn das bedeutet, dass ich der Einzige bin, der keine Freizeit hat. Für das Wohl der anderen bin ich bereit, meine eigenen Bedürfnisse unterzuordnen.«

Der Hang zum Perfektionismus führt also geradezu zwangsläufig zur Selbstausbeutung. In der gängigen Burnout-Literatur lesen Sie an dieser Stelle häufig, dass es vor allem die fehlende Anerkennung für solch ein aufopferndes Verhalten ist, die einen zuerst ausbrennen und später depressiv werden lässt. Doch wenn dem so wäre, müsste dann ausreichende Anerkennung nicht prinzipiell ein Schutz gegen Burnout sein? Seltsamerweise leiden aber auch viele Menschen darunter, die mit Anerkennung nur so überhäuft werden. Spitzensportler, berühmte Schauspieler und Sterneköche haben ebenso häufig mit Burnout zu kämpfen wie Angestellte ohne Anerkennung oder dauergestresste Selbstständige. Was hilft also wirklich zuverlässig gegen Burnout?

Das beste Mittel gegen Burnout: radikale Selbstliebe

Eines meiner größten Vorbilder für schnelle, effektive und humorvolle Therapie ist meine Frau. In ihren Sitzungen verwendet sie häufig den Begriff der »radikalen Selbstliebe«. Wer einmal verstanden hat, dass nichts die eigenen Akkus schneller aufladen kann als der liebevolle Umgang mit sich selbst, der hört schnell auf, um Anerkennung von außen zu buhlen. Nur wer sich selbst wie seine beste Freundin oder seinen besten Freund behandelt, kann wieder die Ruhe und Kraft entwickeln, um voller Leichtigkeit auch für andere da zu sein. Und der schönste Nebeneffekt ist der, dass sich auch Ihre Ausstrahlung positiv verändert. Probieren Sie es aus! Wer sich selbst bedingungslos liebt, der bekommt binnen kürzester Zeit mehr Anerkennung von seiner Umwelt als in all der Zeit, in der er sich nur für andere aufgeopfert hat. Das bedeutet natürlich nicht, dass Sie sich jetzt einfach nur noch egoistisch um sich selbst kümmern und alle anderen schlecht behandeln sollen.

Radikale Selbstliebe beginnt damit, dass Sie sich erinnern, was es bedeutet, wirklich verliebt zu sein. Und dieses ganze Spektrum der Gefühle, die einen erfüllen, wenn man bedingungslos liebt, dürfen Sie dann auf sich selbst übertragen. Sie glauben nicht, dass das möglich ist? Vielleicht hilft Ihnen ja ein kleines Gedankenexperiment, um Sie vom Gegenteil zu überzeugen. Im Idealfall finden Sie dafür etwas in Ihrer eigenen Vergangenheit, ansonsten greifen Sie einfach auf eine Erzählung zurück, die Sie vielleicht in Ihrem Bekanntenkreis aufgeschnappt haben.

Ein Gedankenexperiment

Waren Sie schon einmal frisch verliebt und sind kurze Zeit später ohne Ihre neue Liebe auf eine Party gegangen? Dann sind Sie an diesem Abend höchstwahrscheinlich ungewöhnlich oft angeflirtet worden oder haben zumindest etliche Gespräche mit wirklich spannenden Menschen geführt. Denn wer verliebt ist, dessen Ausstrahlung wirkt regelrecht magnetisch.

Ebenso häufig ist das Gegenteil zu beobachten. Wer einsam und traurig ist und dann auf eine Party geht, um auf andere Gedanken zu kommen, der wird nur selten Erfolg haben. Statt heißer Flirts und anregender Unterhaltungen findet man sich in Gesellschaft all der Partygäste wieder, deren eigenes Leben ebenfalls gerade alles andere als amüsant ist. Denn auch hier wirkt eine Art von Magnetismus, nur leider keiner, der Spaß macht.

Dabei wäre es gar nicht so schwer, den eigenen »Magnetismus« so umzupolen, dass man wieder Liebe und Anerkennung anziehen kann. Denn diese wunderbare Ausstrahlung bekommen Sie nicht nur, wenn jemand anders Sie liebt, sondern auch, wenn Sie sich in Selbstliebe üben. Wobei ich das Wort »üben« nicht zufällig gewählt habe. Wer nie trainiert hat, wie Selbstliebe geht, der darf sich erst einmal Schritt für Schritt an diese hilfreiche Fähigkeit herantasten. Allerdings haben Sie einen Startvorteil, denn Menschen, die unter Burnout leiden, sind in aller Regel äußerst gut darin, liebevoll für andere zu sorgen. Sprich, die Kompetenz ist schon da, nur die Richtung stimmt noch nicht.

In unserem Gedankenexperiment dürfen Sie nun ausgiebig überlegen, was jemand, der unsterblich in Sie verliebt ist, alles organisieren würde, um Ihnen einen unvergesslich schönen Tag zu bereiten. Vielleicht lädt er Sie zum Essen in Ihr Lieblingsrestaurant ein, oder er mietet ein schönes Cabrio und organisiert ein tolles Picknick auf dem Land. Für die Fahrt hätte er dann bestimmt eine Musikliste zusammengestellt, damit Sie unterwegs all die Songs hören können, die Sie besonders mögen. Und all das machen Sie dann – und zwar für sich selbst.

Überlegen Sie zudem, wie anders Ihr Alltag aussehen würde, wenn Sie bereits in einer Beziehung leben würden, in der Sie für Ihren Partner das Größte und Wundervollste sind, das es überhaupt gibt. In Amerika gibt es für diese Form der »Mentalisierung« den schönen Spruch: »Fake it until you make it«. Frei übersetzt bedeutet das so viel wie: Tu so, als hättest du dein Ziel schon erreicht, damit du es noch leichter erreichen kannst.

Konkret würde das etwa bedeuten, Sie kaufen sich selbst einen schönen Blumenstrauß für Ihre Wohnung und stellen sich vor, Ihr Schatz hätte ihn für Sie auf den Tisch gestellt. Oder Sie platzieren eine besondere Köstlichkeit in Ihrem Kühlschrank und versehen diese mit einer kleinen Haftnotiz, auf der steht: »Um dir die Zeit etwas zu versüßen, bis wir uns wiedersehen.« Und natürlich würden Sie sich für die Liebe Ihres Lebens besonders hübsch machen, weil Sie gerne mit begehrlichen Blicken überhäuft werden. Vermutlich würden Sie sogar ein besonders sinnliches Parfum tragen, damit Ihr Traumpartner auch nicht den geringsten Zweifel daran hat, dass Sie ihn genauso lieben und begehren wie er Sie.

Meine Frau und ich konnten schon etliche unserer Patienten bzw. Klienten davon überzeugen, sich wenigstens testweise auf diese Form der radikalen Selbstliebe einzulassen. Je länger es jemandem gelang, dieses »fake it until you make it« durchzuhalten, umso häufiger reagierte auch die Umgebung auf die dadurch veränderte Ausstrahlung. Ein besonders eindrucksvoller Fall war eine Klientin meiner Frau, die fast 13 Jahre lang ein unfreiwilliges Singledasein fristete. Dabei war die damals 45-Jährige durchaus attraktiv. Dennoch war es der erfolgreichen Geschäftsfrau bislang nicht gelungen, einen Partner fürs Leben zu finden. Das änderte sich jedoch schlagartig, als sie drei Wochen lang die radikale Selbstliebe trainierte. Nicht einer, sondern gleich zwei überaus interessante Männer sprachen sie in der dritten Woche ihres Trainings an und bekundeten deutliches Interesse an ihr. Mit einem davon ist sie mittlerweile seit drei Jahren verheiratet, und die beiden führen eine überaus glückliche und harmonische Ehe.

Was tun, wenn Perfektionismus erwartet wird?

Mir begegnen in der Praxis immer wieder Menschen, die behaupten, sie selbst wären ja gar nicht so perfektionistisch, aber ihr Chef fordere das ein. Wer schon länger das Wohl seines Arbeitgebers über sein eigenes oder das seiner Familie stellt, der sollte sich Folgendes fragen: »Wer zwingt mich dazu, auch weiterhin für diesen

Chef zu arbeiten? Ist es wirklich so schwer, eine bessere Stelle zu finden, oder bin ich nur das Opfer meiner eigenen Glaubenssätze?« Denn tatsächlich sind es meist nur falsche oder limitierende Gedanken wie diese, die eine Veränderung zum Positiven verhindern:

- Ich bin zu alt.
- Mir fehlt die nötige Qualifikation.
- Woanders verdiene ich nicht so viel.
- Ein neuer Arbeitsweg wäre mir zu weit.
- Woanders ist es auch nicht besser.

All diese Glaubenssätze sind weit verbreitet und werden viel zu selten kritisch hinterfragt. Doch woher wollen Sie wissen, ob all das stimmt, wenn Sie sich nie ernsthaft woanders beworben haben?

Auch Chefs stecken in der Perfektionismus-Falle

Selbst wenn Sie Ihr eigner Chef sind, sind Sie leider nicht immun dagegen, Opfer der Perfektionismus-Falle zu werden. Häufig äußert sich der Perfektionismus in dem Zwang, alles kontrollieren zu müssen. So bestehen zum Beispiel gerade Inhaber kleinerer Firmen oft penibel darauf, dass alle Entscheidungen von ihnen abgesegnet werden. Je nachdem, wie viele Mitarbeiter sie haben, kann das oft bedeuten, dass sie den halben Arbeitstag damit verbringen, Ausgaben zu bewilligen, Mitarbeiterfragen zu beantworten und klare Anweisungen zu geben, wer was wann zu tun hat. Unternehmerproduktivität sieht jedoch anders aus.

Der Unternehmer und Bestsellerautor Timothy Ferriss stellt in seinem Buch *Die 4-Stunden-Woche*[62] ein schönes Tool vor, das so einen firmeninternen Perfektionismus auf ein Minimum eindampft. Nachdem auch er genervt davon war, dass seine Kundenbetreuer wegen jeder Kleinigkeit bei ihm nachfragten, legte er kurzerhand ein Budget von 100 Dollar fest, innerhalb dessen die Mitarbeiter frei entscheiden konnten. Jede Entscheidung, bei der der mögliche Schaden im Fall einer Fehlentscheidung unter dem besagten Budget lag, durfte und sollte von den Kundenbetreuern eigenständig gefällt werden. Das Ergebnis war absolut erstaunlich. Nach einer kurzen Umgewöhnungsphase lernten seine Mitarbeiter nicht nur deutlich eigenverantwortlicher zu handeln. Auch die Zeit, für die Timothy Ferriss fortan seinen Arbeitsfluss für Mitarbeiterfragen unterbrechen musste, reduzierte sich dramatisch. Da viele kleine Entscheidungen innerhalb der Firma nun auch deutlich schneller gefällt und umgesetzt werden konnten, steigerte sich die Produktivität und dadurch auch der erwirtschaftete Gewinn deutlich.

Ob das Budget, im Rahmen dessen Sie Ihre Mitarbeiter künftig frei entscheiden lassen, nun bei 20 oder bei 200 Euro liegt, ist natürlich Ihnen überlassen und hängt stark davon ob, in welchem Geschäftsfeld Sie tätig sind. Für den Autor der *4-Stunden-Woche* war diese kleine Umstellung auf alle Fälle in jeder Hinsicht ein echter Gewinn.

4.4 Ursache Nr. 4: Ersatzbefriedigungen und nicht erkannte Engpässe

Ob wir uns in unserer Haut wohlfühlen oder nicht, wird maßgeblich von etwas bestimmt, das ich den »Engpass« nenne. So wie es einer Blume, die zu wenig Licht bekommt, herzlich wenig hilft, wenn ich sie öfter gieße, so bestimmt auch beim Menschen der größte Mangel in besonderem Maße das Wohlbefinden. Wenn jemand zum Beispiel zu wenig Freizeit hat, dann hilft es relativ wenig, ihm ein höheres Gehalt anzubieten. Er würde das zusätzliche Geld vermutlich nur für weitere »Ersatzbefriedigungen« ausgeben, während der Mangel an Freizeit weiter bestehen bleibt.

Zu erkennen, wo man seinen wahren Engpass hat, ist aber gar nicht immer so einfach, wie man vielleicht glauben könnte. Manchen fehlt es an Liebe oder Anerkennung, anderen mangelt es an Geld oder Zeit, und wieder andere benötigen mehr Disziplin, um sich gesund zu ernähren oder regelmäßig Sport zu treiben. Auch bei Hormonen, Vitaminen, Mineralstoffen oder dem BDNF-Protein sorgt ein Engpass für eine Reihe von Problemen. Mal leiden wir dabei mehr körperlich, mal mehr psychisch, doch meist geht beides Hand in Hand.

Es liegt in der Natur des Menschen, dass wir die Lösung unserer Probleme erst mal da suchen, wo es am einfachsten ist. Ein alter Sketch von Oliver Hardy und Stan Laurel, die wir als Kinder immer nur »Dick und Doof« nannten, handelt davon, dass Olli Stan dabei beobachtet, wie er unter einer Laterne nach etwas sucht. Olli erfährt, dass Stan seinen Autoschlüssel verloren hat, und hilft ihm beim Suchen. Nachdem beide eine ganze Weile ergebnislos den Boden rund um die Laterne abgesucht haben, fragt Olli nach, ob Stan sicher ist, dass er den Autoschlüssel bei der Laterne verloren hat. Daraufhin sagt dieser: »Nein, den habe ich dahinten im Park verloren. Aber hier bei der Laterne ist es heller, da sieht man viel besser.«

Ganz bestimmt würde Ihnen so etwas »Doofes« nie passieren. Oder vielleicht doch? In meiner Praxisarbeit stelle ich immer wieder fest, dass Menschen ihr Glück in mehr Sicherheit, Geld oder Freizeit suchen, während der Engpass in Wirklichkeit ganz woanders liegt. Wer zum Beispiel Abend für Abend erschöpft von der Arbeit nach Hause kommt, der könnte relativ bald glauben, mehr Freizeit wäre die Lösung seines Problems. Doch was, wenn der

Engpass eher in den Bereichen Anerkennung und Freude liegt? Wie viel energiegeladener wäre er abends wohl, wenn er von seinem Chef oder seinen Kollegen mehr Anerkennung bekäme? Und was würde passieren, wenn er sich einen anderen Job suchen würde, der deutlich mehr Spaß macht? Könnte es sein, dass er trotz gleich langer Arbeitszeit nach Feierabend immer noch genügend Energie hätte, um zum Beispiel ein harmonisches Familienleben zu führen oder sich mit seinen Freunden zu treffen?

Manchmal tut es weh, wenn man mit seinen wahren Engpässen konfrontiert wird, weil die Lösung dieses Problems oft aufwendiger ist, als einem lieb ist. So kommt es, dass Menschen vermeintlich alles haben – eine tolle Familie, einen sicheren Job, gute Freunde und ausreichend Freizeit –, und doch klagen sie über Burnout, werden depressiv oder entwickeln eine Angststörung.

Häufig wissen die Betroffenen unterbewusst längst, dass eine Veränderung anstünde, doch der Verstand weigert sich förmlich, das Problem als solches anzuerkennen und entsprechend zu handeln.

Manchmal, wenn der daraus entstehende Druck allzu groß wird, werfen Menschen sogar ihren ganzen Lebensentwurf über den Haufen. Der Fachausdruck dafür ist Midlife-Crisis. So manchem hätte diese Kurzschlussreaktion, samt den oft unangenehmen Folgen, erspart bleiben können. Vorausgesetzt natürlich, er hätte rechtzeitig seine wahren Engpässe erkannt und behoben.

Um Sie vor diesem Problem zu bewahren, werde ich Ihnen eine Technik vorstellen, mit der schon viele meiner Patienten es geschafft haben, ihre wahren Engpässe aufzuspüren. Zuvor möchte ich Sie, mithilfe eines Beispiels aus meiner Praxis, noch etwas mehr für dieses Thema sensibilisieren. Immerhin kann es sein, dass es für Sie gleich »ans Eingemachte« geht – und da macht es Mut zu wissen, dass auch andere diesen nicht immer einfachen Weg gemeistert haben.

2017 suchte ein erfolgreicher Unternehmer Rat bei mir, weil seine Frau ihm kurz zuvor mitgeteilt hatte, dass sie sich scheiden lassen wolle. Er sagte: »Ich verstehe es einfach nicht, meine Frau hat alles, was man sich nur wünschen kann. Wir haben zwei tolle Kinder und wohnen in einem wundervollen Haus. Eine Haushälterin, ein Gärtner und eine Reinigungskraft kommen regelmäßig und halten alles in Schuss. Wir haben mehr als genug Geld, sodass meine Frau nicht arbeiten muss und in ihrer Freizeit tun und lassen kann, was sie will. Egal ob sie den ganzen Tag shoppen geht, einfach nur am Pool liegt oder Sport treibt, mir ist es recht. Erst letzte Woche kam sie wieder mit einem neuen Paar Schuhe für 600 Euro nach Hause, dabei stehen in ihrem begehbaren Kleiderschrank bestimmt schon 80 Paar.«

Seine Aufzählung ging noch eine ganze Zeit weiter, und es war offensichtlich, dass er seine Frau mit jedem nur erdenklichen Luxus verwöhnte. Bei so vielen Liebesbeweisen von seiner Seite, so meinte er, könne das Problem nur bei seiner Frau liegen. Sie sei einfach nicht zufriedenzustellen. Sie habe ja noch nicht einmal Verständnis dafür, dass er beruflich oft stark eingebunden sei.

Als ich ihn schließlich fragte, wie viel Zeit er pro Woche mit ihr verbringe, wurde er hingegen etwas kleinlauter und gab zu, dass seine Frau sich schon des Längeren darüber beschwere, wie wenig Zeit er für sie habe. Aber er müsse einfach viel arbeiten, irgendwie müsse der ganze Luxus ja auch finanziert werden.

Wie so viele andere war auch er so sehr in seinen Denkstrukturen gefangen, dass er die wahren Bedürfnisse seiner Frau nicht erkannte. Was ihr fehlte, war kein weiterer Luxus, keine Ersatzbefriedigungen, sondern schlicht mehr Zeit mit ihrem Mann. Ich riet ihm, so schnell wie möglich eine längere Reise mit ihr zu unternehmen. Statt weiterhin Überstunden zu machen, um noch mehr von dem kaufen zu können, was ohnehin schon im Überfluss vorhanden war, wurde es höchste Zeit, den eigentlichen Mangel zu beheben. Und das konnte er nur, indem er Zeit mit ihr verbrachte, ohne permanent mit dem Kopf bei der Arbeit zu sein. Er folgte meinem Rat, und tatsächlich war schon bald keine Rede mehr von Scheidung. Zudem hatte der Unternehmer gelernt, dass seine Frau Aufmerksamkeit in Form von gemeinsam verbrachter Zeit wesentlich mehr zu schätzen wusste als all die Luxusgüter, für die er bislang so hart gearbeitet hatte.

Bestimmt hätten Sie den Engpass des Mannes ebenso schnell erkannt wie ich. Denn meist sind wir schlauer und auch kreativer, wenn es darum geht, anderen einen guten Rat zu geben, als wenn es uns selbst betrifft. Deshalb können Sie jetzt überprüfen, ob Sie sich Ihrer echten Engpässe tatsächlich bewusst sind oder ob Sie ebenfalls noch an den »falschen Baustellen« arbeiten. Alles, was Sie dafür brauchen, ist ein Blatt Papier, ein Stift, eine Schere und etwa 30 Minuten Zeit.

Der Werte-Ziele-Test

Die Technik, die Ihnen gleich bei der Identifizierung Ihrer wahren Engpässe helfen wird, basiert auf einer Coaching-Übung, die sich der »Werte-Ziele-Test« nennt. Nehmen Sie dazu das Blatt Papier, und schneiden Sie es der Länge nach in zwei gleich große Streifen. Auf den ersten Streifen schreiben Sie nun, ohne lange nachzudenken, Ihre zehn wichtigsten Werte im Leben untereinander, sodass sie gleichmäßig verteilt sind. Dann nehmen Sie den zweiten Streifen und notieren Ihre zehn wichtigsten Ziele auf die gleiche Art und Weise.

Es ist übrigens nicht ungewöhnlich, dass einige Begriffe sowohl Werte als auch Ziele sein können. Loyalität zum Beispiel ist für viele Menschen ein hoher Wert, sie kann aber auch ein Ziel darstellen, wenn Sie sich ein loyales Umfeld wünschen, aktuell aber von illoyalen Menschen umgeben sind. Das Gleiche gilt für Freiheit, Sicherheit oder Liebe. Ein Wert beschreibt vor allem Ihren moralischen Kompass sowie all die Eigenschaften, die für Sie im Leben unverzichtbar sind, während es bei den Zielen um das geht, was Sie gerne noch hätten. Das können materielle Dinge sein, aber auch ein Lebensgefühl, das Erlernen bestimmter Fähigkeiten oder auch Charaktereigenschaften von Menschen in Ihrem Umfeld, die Ihnen besonders wichtig sind.

Wichtig: Machen Sie diese Übung wenn möglich sofort, und lesen Sie erst dann weiter, wenn wirklich auf beiden Papierstreifen je zehn Werte und Ziele stehen. Denken Sie nicht zu lange nach, Sie können hier nichts falsch machen. Es geht vielmehr darum, herauszufinden, was Sie gerade »bewegt«.

Fertig? Dann zerschneiden Sie zuerst den Streifen mit den Werten so, dass jeder Wert auf einem eigenen Zettel steht. Nun ordnen Sie diese der Wichtigkeit nach untereinander an: der wichtigste Wert oben, der unwichtigste unten. Wenn es Ihnen schwerfällt, eine Reihenfolge festzulegen, dann legen Sie je zwei Begriffe nebeneinander und lassen diese gegeneinander antreten. Fragen Sie sich dazu Folgendes: »Wenn ich mich für einen der beiden Werte entscheiden müsste, welcher wäre mir wichtiger?« Wohlstand oder eine liebevolle Beziehung? Angenommen, Sie entscheiden sich für die liebevolle Beziehung, dann bleibt dieser Zettel liegen, und Sie lassen ihn gegen den nächsten Wert antreten. Der Zettel, der zum Schuss vor Ihnen liegen bleibt, ist zwangsläufig Ihr wichtigster Wert und kommt ganz oben in die Reihe. Wiederholen Sie diesen Vorgang mit den neun verbleibenden Zetteln so lange, bis auch die Plätze zwei bis zehn feststehen.

Nun wiederholen Sie dasselbe mit Ihren Zielen, und platzieren Sie diese rechts neben der Reihe mit Ihren Werten. Wenn Sie fertig sind, sollte Ihr wichtigstes Ziel direkt neben Ihrem wichtigsten Wert stehen und Ihr unwichtigstes Ziel entsprechend neben dem unwichtigsten Wert.

Was jetzt vor Ihnen liegt, ist nicht mehr und nicht weniger als Ihr derzeitiges Motivationskonzept. Denn sowohl die Werte als auch die Ziele, DERER SIE SICH BEWUSST SIND, bestimmen die Marschrichtung Ihres Lebens. Interessanterweise »vergessen« einige Menschen bei diesem Test ganz wesentliche Werte oder Ziele. So passiert es zum Beispiel regelmäßig, dass ich mit Patienten diese Übung mache und sie schlicht vergessen, den Wert beziehungsweise das Ziel Gesundheit aufzuführen – und das, obwohl Sie wegen psychischer Probleme bei mir in der Praxis sitzen. Sollte Ihnen beim Lesen der kommenden Zeilen auffallen, dass auch Sie einen wichtigen Wert oder ein Ziel vergessen haben, so dürfen Sie selbstverständlich noch nachbessern. Machen Sie sich aber bewusst, dass Sie diesen Wert oder dieses Ziel bis eben nicht wirklich »auf dem Schirm« hatten. Hier ein Beispiel, wie die beiden Reihen aussehen könnten:

Werte	**Ziele**
1. berufliche Anerkennung	1. Gesundheit
2. hoher Lebensstandard	2. innere Ruhe
3. finanzielle Sicherheit	3. gute Beziehung
4. Freiheit	4. eigene Kinder
5. Unabhängigkeit	5. Wohlstand
6. Liebe	6. Heiraten
7. gute Freundschaften	7. mehr Freizeit
8. Treue	8. Häuschen mit Garten
9. Toleranz	9. im Homeoffice arbeiten
10. Harmonie	10. mehr Abwechslung

Haben Sie bei dieser Beispielliste schon spontan eine Idee, was hier nicht stimmen könnte? Ist Ihnen aufgefallen, dass an einigen Stellen ein regelrechter Werte-Ziele-Konflikt vorliegt? Bei den Werten stehen berufliche Anerkennung, ein hoher Lebensstandard und finanzielle Sicherheit ganz hoch im Kurs. Bei den Zielen hingegen dominiert die Gesundheit, die innere Ruhe und eine gute Beziehung. Wer jedoch um jeden Preis im Beruf erfolgreich sein will und schnell viel Geld verdienen möchte, der wird niemals sein Ziel von innerer Ruhe erreichen. Viel wahrscheinlicher werden sowohl seine Gesundheit als auch seine Beziehung unter den vielen Überstunden und dem Dauerstress leiden.

Nun könnten Sie natürlich sagen: »Ja, wenn ich erst mal genug Geld habe, dann habe ich auch genug Zeit für das andere.« Doch glauben Sie mir, so funktioniert das nicht. Statt jeden Cent zu sparen und dann nach ein oder zwei Jahren langfristig weniger zu arbeiten, steigt nahezu automatisch der Lebensstandard, und es werden immer mehr Dinge angeschafft, die man eigentlich nicht benötigt. Das ist ganz normal, denn wir brauchen irgendeine Form von Belohnung, wenn wir dauerhaft mehr leisten, als uns guttut.

Was tun, wenn ein Werte-Ziele-Konflikt besteht?

Sobald sich Ihre Werte und Ihre Ziele gegenseitig boykottieren, fühlen Sie sich nicht mehr richtig wohl in Ihrer Haut. Die einzelnen Elemente Ihres aktuellen Motivationskonzepts ziehen nämlich nicht mehr an einem Strang. In unserem Beispiel sind Freiheit und Unabhängigkeit noch recht hoch eingestuft, gleichzeitig besteht aber auch eine Sehnsucht nach Ehe, Kindern und einem Häuschen mit Garten. Dieser offensichtliche Konflikt lässt sich nur dann lösen, wenn man sowohl seine Werte als auch seine Ziele klar formuliert, verinnerlicht und, falls nötig, in seiner Wertigkeit verschiebt. Zudem ist es oft hilfreich, den ein oder anderen Begriff etwas umzuformulieren beziehungsweise zu konkretisieren. So könnte etwa das Ziel »gute Beziehung« so formuliert werden, dass man bewusst nach einem Partner Ausschau hält, für den Freiheit und Unabhängigkeit ebenfalls sehr hohe Werte sind, der sich aber dennoch auch Kinder wünscht. Jemand, der schon nach dem ersten Date »klammert«, wäre dann definitiv keine gute Wahl für das Projekt »entspannte Familiengründung«.

Sobald Sie Ihre Werte-Ziele-Liste so angepasst haben, dass alle an einem Strang ziehen, werden Sie merken, dass vieles in Ihrem Leben deutlich leichter läuft. Bedenken Sie dabei aber immer, dass diese Liste nichts für die Ewigkeit ist. Sie sollten sie alle paar Monate mit Ihrem Leben abgleichen und bei Bedarf Korrekturen durchführen. Sich für eine klare Werte-Ziele-Hierarchie zu entscheiden und bewusst danach zu leben ist so, als hätten Sie auf einmal einen eingebauten Kompass, der Ihnen in jeder Sekunde verrät, ob Sie noch auf dem richtigen Weg sind. So gestärkt, wird es Ihnen auch leichter fallen zu erkennen, ob ein Jobangebot, ein potenzieller Partner oder eine geplante Anschaffung tatsächlich so zielführend ist, wie es den Anschein hat.

4.5 Ursache Nr. 5: Das Helfersyndrom

Unter einem Helfersyndrom leiden, wie der Name schon sagt, besonders häufig Menschen in helfenden Berufen. Dazu zählen zum Beispiel Lehrer, Ärzte, Krankenschwestern, Polizisten, Kindergärtnerinnen, Altenpfleger, Psychologen, aber auch überfürsorgliche Eltern. Je bedingungsloser und aufopfernder die Betroffenen sich um andere kümmern, umso hilfloser scheinen sie manchmal zu sein, wenn es um ihre eigenen Belange geht. Dieses Phänomen der »hilflosen Helfer« wurde erstmals 1977 von dem Psychoanalytiker Wolfgang Schmidbauer beschrieben und ist seither unter dem Begriff »Helfersyndrom« bekannt.

Menschen, die darunter leiden, sind laut gängiger Lehrmeinung unfähig, ihre eigenen Bedürfnisse zu äußern, und kompensieren dieses Defizit dadurch, dass sie anderen in einem übertriebenen Maße helfen. Man geht davon aus, dass es mangelnde Selbstliebe ist, die die Betroffenen letztlich dazu bewegt, einen Helferberuf zu wählen. Nicht aus Nächstenliebe, sondern vor allem aus dem Bedürfnis heraus, für seine Taten geliebt zu werden oder zumindest Anerkennung und Dankbarkeit zu bekommen. Dies mag in Einzelfällen durchaus zutreffen, mir reicht diese Begründung jedoch nicht aus, um die Vielzahl der Betroffenen zu erklären. Zudem diskriminiert diese Definition viele, die mit Leib und Seele dabei sind und alles für ihren Beruf geben und bei denen in Wirklichkeit ein ganz anderer Grund für das Helfersyndrom verantwortlich ist, nämlich schlicht ein Mangel an Zeit.

Wer täglich im Wettlauf mit der Zeit Leben rettet, in viel zu großen Klassen einen strammen Unterrichtsplan erfüllen muss oder so viele Personen zu betreuen hat, dass er gar nicht mehr jedem Einzelnen gerecht werden kann, der hat ein massives Problem. Der permanente Zeitmangel führt nämlich zwangsläufig dazu, dass man seinen »Schützlingen« nicht mehr so geduldig und liebevoll helfen kann, wie man das gerne möchte. Statt Menschen dabei zu unterstützen, wieder mehr Eigenverantwortung für ihre Gesundheit, ihre Bildung oder ihre äußeren Umstände zu übernehmen, geht es immer häufiger nur noch um »Schadensbegrenzung«. Die ständige Diskrepanz zwischen dem Wissen, wie ein Helferberuf »eigentlich« aussehen müsste, und dem, was aufgrund der engen Zeitvorgaben noch machbar ist, lässt die »hilflosen Helfer« zuerst ausbrennen und später sogar depressiv werden.

Erschwerend kommt hinzu, dass viele völlig unbegründet ein schlechtes Gewissen haben, weil sie sich außerstande sehen, ihre hehren Ziele zu erreichen, mit denen sie einst in den Beruf gestartet sind. Deshalb geschieht es nicht selten, dass Betroffene sich unbewusst selbst »bestrafen«, indem sie sich nicht die Hilfe holen, die sie eigentlich dringend bräuchten, um psychisch wieder auf die Beine zu kommen.

Der »Fehler« liegt im System

Viel häufiger als mangelnde Selbstliebe ist es schlicht politisches Versagen, das die Menschen ins Helfersyndrom treibt. Denn obwohl die Probleme im Gesundheits- und im Bildungssektor längst bekannt sind, geschieht nichts. Im Gegenteil; was den Bildungsetat betrifft, gehört Deutschland sogar zu den Schlusslichtern im europäischen Vergleich[63]. Nicht nur Dänemark und Schweden, sondern auch Estland, Lettland und Litauen geben prozentual wesentlich mehr von ihrem Bruttoinlandsprodukt für Bildung aus als wir. Kein Wunder also, wenn immer weniger Menschen bereit sind, den wichtigen Beruf des Lehrers zu erlernen.

Im Gesundheitswesen ist es sogar noch schlimmer. Während immer mehr Krankenhäuser unter Personalmangel leiden, fahren die Krankenkassen immer höhere Gewinne ein. Die finanziellen Reserven, die dort gehortet werden, erreichten 2018 den Rekordwert von 28 Milliarden Euro[64]. Dennoch wird so gut wie nichts davon verwendet, um den allgegenwärtigen Pflegenotstand in den Griff zu bekommen.

Warten Sie nicht länger darauf, dass sich an dieser Situation etwas ändert. Werden Sie lieber selbst aktiv, und sorgen Sie dafür, dass Ihnen Ihr einstiger Traumberuf wieder Freude bereitet. Dazu könnten Sie sich zum Beispiel als Pflegekraft alleine oder auch mit ein paar netten Kollegen selbstständig machen. Zugegeben, die Auflagen für eine Kassenzulassung sind je nach Bundesland recht komplex, aber der Aufwand lohnt sich, und Sie könnten alternativ auch einen rein privaten Pflegedienst anbieten.

Wie anders würde es sich wohl anfühlen, wenn nur noch Sie bestimmen, wie viel Zeit Sie mit Pflegebedürftigen verbringen? Da dann auch Ihr Verdienst deutlich höher ausfallen würde, weil kein anderer mehr an Ihren Leistungen mitverdient, hätten Sie endlich die Gelegenheit, etwas weniger zu arbeiten. Die so gewonnene Zeit könnten Sie dann nutzen, um auch Ihren eigenen Akku wieder aufzuladen. Es ist definitiv besser, nur halb so vielen Menschen in einer Art und Weise zu helfen, die wirklich angemessen ist, als doppelt so viele nur mit dem Nötigsten zu versorgen und kaum Zeit für ein ordentliches Gespräch zu haben. Sie sehen also, Nächstenliebe und Selbstliebe müssen sich nicht ausschließen, wenn Sie bereit sind, Ihre Arbeit in etwas mehr Eigenregie durchzuführen.

Apropos Selbstliebe. Falls Sie das Gefühl haben, dass Ihr Helfersyndrom tatsächlich auf mangelnde Selbstliebe zurückzuführen ist, wäre mein Tipp, diesen wichtigen Wert ganz nach oben auf Ihre Werte-Ziele-Liste zu setzen. Falls Sie dann noch Hilfe bei der weiteren Umsetzung brauchen, suchen Sie sich für ein paar Stunden einen guten Coach, der Sie auf diesem Weg begleitet.

Sie werden sehen, wenn Sie sich nur für ein paar Monate selbst an die erste Stelle setzen, werden Sie im Anschluss auch Ihrer Berufung wieder mit mehr Energie und Leidenschaft nachgehen können. Und wem der »gesunde Egoismus« anfangs noch etwas schwerfallen sollte, dem hilft vielleicht folgendes Gleichnis:

Nur ein Akku, der regelmäßig geladen wird, kann Energie spenden. Wird er nicht oder zu selten geladen, wird er schnell unbrauchbar und stellt nur noch eine Belastung für die Umwelt dar.

Lassen Sie es nicht so weit kommen. Die Welt braucht Menschen wie Sie, die gerne und aus voller Überzeugung helfen. Tun Sie sich und Ihrer Umwelt deshalb den Gefallen und sorgen Sie gut für sich. Nur so können beide Seiten dauerhaft davon profitieren.

4.6 Ursache Nr. 6: Ständiges Sichvergleichen

Es gibt Menschen, die haben scheinbar alles im Leben. Ein schönes Haus, eine tolle Familie, Erfolg im Beruf und genug Geld, um sich alles leisten zu können, was sie wollen. Doch erstaunlicherweise ist es gerade diese Personengruppe, die besonders häufig unter Burnout und Depressionen leidet, nur bekommt man in der Regel nichts davon mit. Falls Sie sich mit solchen Menschen vergleichen, dann machen Sie sich klar, dass Sie so gut wie nie das ganze Bild kennen. Denn Traurigkeit und Schmerz gibt es auch hier, nur dass dies selten öffentlich zur Schau gestellt wird.

Das perfekte Leben der anderen

Vor einiger Zeit stellte mir ein Journalist die provokante Frage: »Was müsste ich tun, um ein richtig heftiges Burnout-Syndrom zu bekommen?« Ich lachte und sagte, das sei definitiv kein guter Plan. Aber er ließ nicht locker. Deshalb antwortete ich auf seine merkwürdige Frage: »Da gibt es viele Wege. Sehr verlässlich wäre zum Beispiel die Kombination aus viel unbefriedigender Arbeit und ständigem Sichvergleichen.« Der dänische Philosoph Søren A. Kierkegaard brachte es schon vor über 170 Jahren auf den Punkt, als er schrieb:

> *Das Vergleichen ist das Ende des Glücks und der Anfang der Unzufriedenheit.*

Der grünere Garten des Nachbarn, die schnellere Beförderung des Kollegen, die bessere Figur der Schwester, der größere Erfolg der Konkurrenz. Ist die Wahrnehmung im Vergleichsmodus, ist Frust vorprogrammiert, da der Fokus meist auf den Mangel ausgerichtet wird, auf das noch nicht Erreichte sowie auf Versagen und Verlust. Dieses Vergleichsdenken sorgt dafür, dass das negative Gedankenkarussell kaum noch zur Ruhe kommt. Es macht neidisch, ängstlich und untergräbt mit der Zeit jede Selbstsicherheit.

Die fixe Idee, dass andere garantiert besser, glücklicher und natürlich auch erfolgreicher sind, schürt die eigene Unzufriedenheit und sorgt für Unruhe und Rastlosigkeit. Die interne Messlatte wird ständig höher und die To-do-Liste immer länger. Der Berg an Dingen, die noch geschafft werden müssen, wächst so lange, bis man dem daraus resultierenden psychischen und physischen Druck nicht mehr gewachsen ist.

Befeuert wird das Ganze durch die sozialen Medien, die uns täglich neues »Vergleichsmaterial« liefern. Insofern ist es kaum verwunderlich, dass eine gemeinsam durchgeführte Studie der Universitäten Berlin und Darmstadt bestätigt, dass Facebook neidisch macht[65]. Social Media fördert aber nicht nur den Vergleich, sondern auch den Konsum, frei nach dem Motto:

> »Man kauft Dinge, die man nicht braucht, von Geld, das man nicht hat, um Leuten zu imponieren, die man nicht kennt.«

Materieller Konsum führt laut Glücksforschung aber nicht zum Glück, sondern lediglich zum Minus auf dem Konto, was wiederum einen gefährlichen Teufelskreis in Gang setzen kann:

Unzufriedenheit und Frust führen zu Ersatzbefriedigung durch Konsum → mehr Konsum führt zu finanziellem Druck → finanzieller Druck führt zu mehr (meist unbefriedigender) Arbeit → zu viel Arbeit führt zu Unzufriedenheit und Frust → und schon geht der Teufelskreis von vorne los.

Wer sich ständig vergleicht, missachtet die persönliche Einzigartigkeit. Dabei ist jeder Mensch etwas Besonderes. Zugegeben, es wird immer jemanden geben, der in irgendeinem Bereich besser ist als Sie – kaum verwunderlich bei 7,5 Milliarden »Konkurrenten«. Machen Sie sich aber bitte auch Folgendes klar: Es gibt immer jemanden, der schlechter, langsamer, unattraktiver oder weniger gebildet ist. Die Frage ist also: Worauf wollen Sie sich konzentrieren? Der amerikanische Motivationstrainer Dale Carnegie, von dem ich Ihnen bereits in Kapitel 2 berichtet habe, bringt es schön auf den Punkt, wenn er schreibt:

> *Glück hängt nicht davon ab, wer du bist oder was du hast; es hängt nur davon ab, was du denkst.*

Worüber Sie nachdenken, entscheiden und verantworten Sie ganz allein. Sie bestimmen, ob Sie nur auf das tolle Leben der anderen schauen wollen und sich damit selbst zum Opfer und Zuschauer degradieren. Oder ob Sie Ihre Zeit mit sinnvolleren Dingen verbringen, wie zum Beispiel mit folgenden Fragen:

- Wofür kann ich schon heute dankbar sein?
- Was möchte ich noch viel mehr genießen?
- Worauf könnte ich genau in diesem Augenblick ein bisschen stolz sein?

4.7 Ursache Nr. 7: Beruf und psychische Grundbedürfnisse passen nicht zusammen

»Jeder ist ein Genie! Aber wenn du einen Fisch nur danach beurteilst, ob er auf einen Baum klettern kann, dann wird er sein ganzes Leben glauben, er sei dumm.«
Albert Einstein

Dieses Zitat beschreibt sehr schön, dass es keinen Sinn hat, alles und jeden mit demselben Maßstab bewerten zu wollen. Jeder hat seine ganz individuellen Stärken, Schwächen, Vorlieben und Abneigungen. Eine Art persönliches Betriebssystem lenkt unser Handeln. Deshalb fallen uns bestimmte Verhaltensmuster besonders leicht, während andere uns geradezu gegen den Strich zu gehen scheinen. Müssen wir Tag ein, Tag aus gegen unsere Natur arbeiten, wird der Beruf zur enormen Belastung. Wenn hingegen die Arbeit zum individuellen Betriebssystem passt, geht sie leicht von der Hand.

Das LAB-Profile

Um für jeden Arbeitsplatz den optimalen Mitarbeiter finden zu können, entwickelten die Kommunikationstrainer Rodger Bailey und Shelle Rose Charvet in den 90er-Jahren das sogenannte LAB-Profile. Diese Abkürzung steht für »Language and Behavior Profile« und stellt eine Auflistung verschiedener Sprach- und Verhaltensmuster dar, die Auskunft darüber geben, wie Menschen Informationen verarbeiten und wodurch sie am besten zu motivieren sind. Das LAB-Profile fasst insgesamt 14 Profilpaare zusammen, in denen jeweils zwei sehr gegensätzliche psychische Grundbedürfnisse unterschiedlicher Persönlichkeitstypen dargestellt werden[66].

PROZEDURAL im Gegensatz zu OPTIONAL
Ein Beispiel für so ein Profilpaar ist die Unterteilung in prozedural und optional. Prozedural veranlagte Menschen brauchen, wie das Wort schon verrät, eine Prozedur, an der sie ihr Leben ausrichten können. Für sie ist es extrem wichtig, dass zum Beispiel der Arbeitsalltag einer festgelegten Struktur folgt. Zu wissen, was wann in welcher Reihenfolge zu erledigen ist, gibt diesen Menschen ein Gefühl der Sicherheit.

Optionale Menschen hingehen empfinden solche »Prozeduren« als Beschneidung ihrer persönlichen Freiheit. Für sie zählt nur das Ergebnis, wobei sie den Weg dorthin gerne frei und flexibel wählen möchten. Zwingt man sie, sich fortwährend an feste Abläufe zu halten, werden sie zuerst unglücklich und irgendwann sogar krank.

Wie wichtig es ist, seine psychischen Grundbedürfnisse zu kennen und entsprechend zu handeln, zeigt das folgende Beispiel aus unserer Praxis:

Herr T. arbeitete bei einem Versand für elektronische Bauteile im Warenlager. Als sein Vorgesetzter altersbedingt aus der Firma ausschied, erbte Herr T. als dienstältester Mitarbeiter dessen Position samt höherem Gehalt, worüber er sich anfangs auch sehr freute. Doch bereits nach wenigen Tagen wich die Freude über die Beförderung einer seltsamen Schwermut. In der neuen Position hatte Herr T. völlig andere Aufgaben als bisher. Besonders unangenehm empfand er den Umstand, dass kein Arbeitstag dem anderen glich. Mal musste er sich um die Bedürfnisse seiner Mitarbeiter kümmern, mal überprüfen, ob das Online-Marketing für bestimmte Artikel profitabel war, und mal hatte er zu entscheiden, welche Artikel neu ins Sortiment aufgenommen werden sollten und welche nicht mehr rentabel waren.

Sich ständig auf neue Aufgaben einstellen zu müssen empfand er nicht als spannende Herausforderung, sondern als Belastung. Er vermisste das Gefühl der Sicherheit, das ihn in seiner alten Position begleitet hatte. Dort wusste er immer genau, was zu tun war: Wareneingang überprüfen, Artikel auspacken und in die entsprechenden Regale einsortieren, Bestand am Computer aktualisieren, bestellte Artikel einpacken und versandfertig machen. Diese Prozedur kannte und brauchte er, um sich wohl in seiner Haut zu fühlen.

Als Herr T. mit Verdacht auf Burnout zu uns in die Praxis kam, überprüfte ich zuerst seine berufliche Situation. Zwar arbeitete er in seiner neuen Position genauso viele Stunden wie zuvor, doch abends hatte er nie das Gefühl, alles angemessen erledigt zu haben. In seiner alten Position wusste er jeden Abend, wenn er den Computer ausmachte, dass alles an seinem Platz war und der nächste Arbeitstag kommen konnte. Nun aber nahm er gedanklich etliche ungelöste Aufgaben mit nach Hause und hatte somit nie das Gefühl, seinen Feierabend verdient zu haben.

Es stand außer Frage, dass sein »Ausgebranntsein« daher rührte, dass sein psychisches Grundbedürfnis nach prozeduralen Strukturen nicht mehr befriedigt wurde. Deshalb ermutigte ich ihn, seinen Chef aus gesundheitlichen Gründen darum zu bitten, in seine alte Position zurückkehren zu dürfen. Glücklicherweise war dies kein Problem. Da keiner sich im Warenlager so gut auskannte wie Herr T., hatten sich seit seiner Beförderung etliche Fehler eingeschlichen, die zunehmend zu Problemen führten. Kaum hatte er seine alte Position wieder inne, verschwand auch das Burnout-Syndrom binnen weniger Tage.

Wer seine psychischen Grundbedürfnisse nicht kennt oder ignoriert, der ist besonders anfällig für psychische Probleme. Dies gilt insbesondere, wenn man häufig stressigen Situationen ausgesetzt ist. Denn unter Stress suchen und finden wir Sicherheit vor allem in unseren angestammten Sprach- und Verhaltensmustern. Können wir diese jedoch nicht ausleben, stresst uns das zusätzlich, und wir laufen Gefahr, uns mit körperlichen und psychischen Problemen selbst aus dem Spiel zu nehmen. Zum besseren Verständnis habe ich noch ein paar weitere Profilpaare aus dem LAB-Profile für Sie zusammengestellt.

PROAKTIV im Gegensatz zu REAKTIV

Proaktive handeln selbstständig und vorausschauend. Sie erkennen, wo etwas zu tun ist, und setzen es ohne Zögern um. Wer reaktiv ist, braucht hingegen erst eine Handlungsanweisung. Reaktive können sehr gute Arbeitskräfte sein, benötigen dafür aber jemand, der ihnen genau sagt, was zu tun ist, und der auch dafür sorgt, dass Zeitpläne eingehalten werden. Proaktive wiederum fühlen sich besonders unwohl, wenn man sie mit einem »Jetzt warte doch erst mal ab!« vom vorausschauenden Planen und Arbeiten abhält.

HIN ZU ETWAS im Gegensatz zu VON ETWAS WEG

Wer mehr »hin zu« orientiert ist, weiß genau, was er will. Sucht so jemand zum Beispiel eine Wohnung, wird er aufzählen, was die neue Wohnung alles haben muss: große Fenster, Parkett, ein Bad mit Badewanne, eine große Wohnküche und vieles mehr.

Ein »von weg«-Orientierter würde hingegen nur aufzählen, was er alles NICHT will. Keine dunkle Wohnung, keinen Teppichboden, kein Bad, das nur eine Dusche hat, keine zu kleine Küche und so weiter.

Der Unterschied zwischen beiden Profilen mag Ihnen unwesentlich erscheinen, er ist es aber keineswegs. Denn während »hin zu«-Menschen in aller Regel das bekommen, was sie sich wünschen, landen »von weg«-Menschen häufig bei faulen Kompromissen. Wer nämlich nur benennen kann, was er nicht will, jedoch keine klare Vorstellung davon hat, was er will, gibt sich häufig mit der erstbesten Alternative zufrieden, die sich bietet. »Von weg«-orientierte Menschen fühlen sich vor allem in Berufen wohl, in denen es darum geht, Fehler zu finden, zu beseitigen und Abläufe zu optimieren. Steuerprüfer, Warentester oder Systemadministrator wählen somit passende Berufe. »Hin zu«-Orientierte wollen hingegen eher etwas Neues erschaffen, gesetzte Ziele erreichen oder sogar noch übertreffen. Solche Menschen sollten eher Architekt, Verkäufer oder zum Beispiel Softwareentwickler werden. Zu wissen, wie man »tickt«, erleichtert somit nicht nur die Berufswahl, es verringert schon im Vorfeld die Wahrscheinlichkeit, ein Burnout-Syndrom zu entwickeln.

INTERNAL im Gegensatz zu EXTERNAL
Internale fühlen sich schnell gekränkt, wenn man ihnen ständig sagt, was gemacht werden muss. Sie sind überzeugt davon, selbst am besten zu wissen, was zu tun ist. Sie entscheiden für sich und sind auch nicht auf die Meinung anderer angewiesen. Externale hingegen brauchen Unterstützung bei der Entscheidungsfindung. Sie sammeln die Meinungen anderer und schließen sich mit ihrer Entscheidung fast immer der Mehrheit an.

Sind die psychischen Grundbedürfnisse nicht befriedigt, lässt sich Stress nicht abbauen

Zu viel Stress spielt bei der Entstehung von Burnout eine entscheidende Rolle. Aus der Arbeit mit dem LAB-Profile wissen wir jedoch, dass sich Stress am schnellsten abbauen lässt, wenn möglichst alle psychischen Grundbedürfnisse befriedigt werden. Gelingt dies nicht, kommt es zu einer Reihe unnötiger Komplikationen. Lassen Sie mich das anhand des Beispiels internal – external näher erläutern:

Stellen Sie sich vor, die externale Frau H. bittet ihre Freundin darum, sie in eine Boutique zu begleiten, da sie ein Kleid für einen Ball braucht. Frau H. probiert ein Kleid nach dem anderen und kann sich nicht so recht entscheiden, welches sie nehmen soll. Die Stunden vergehen, und nachdem die Freundin bereits zu 20 Kleidern ihre Meinung abgegeben hat, sagt Sie beim einundzwanzigsten etwas genervt: »Mensch, jetzt entscheid dich doch mal. DU musst dich darin wohlfühlen, nicht ich!« Daraufhin entgegnet Frau H. enttäuscht: »Ach, heute ist einfach nicht der richtige Tag zum Kleiderkaufen. Tut mir leid, dass du jetzt ganz umsonst mitgekommen bist.« Anschließend verlassen beide etwas frustriert und unverrichteter Dinge das Geschäft.

Was ist passiert? Mit der Aussage »Entscheide dich doch mal« hat die Freundin Frau H. unter Druck gesetzt. Doch UNTER STRESS WERDEN EXTERNALE NOCH EXTERNALER und können überhaupt keine Entscheidungen mehr treffen. Hätte die Freundin über die externale Struktur von Frau H. Bescheid gewusst, dann wäre das gemeinsame Shopping ganz anders verlaufen. Schon beim ersten Kleid, das Frau H. wirklich gut steht, hätte die Freundin sagen können: »Also, mir gefällt dieses Kleid richtig gut an dir, aber lass uns zur Sicherheit noch eine Verkäuferin dazuholen, damit du eine zweite Meinung hast.« Hätte die Verkäuferin dann ebenfalls bestätigt, dass das Kleid toll aussieht, wären die Freundinnen samt Kleid gut gelaunt aus der Boutique spaziert.

Wer weiß, dass Externale umso schneller Entscheidungen treffen können, je häufiger sie von verschiedenen Leuten denselben Rat bekommen, der kann sich und anderen viel Zeit und eine Menge Kummer ersparen. Verstehen sie nun, warum ein externaler Mitarbeiter besonders burnoutgefährdet ist, wenn er die Karriereleiter emporsteigt und auf einmal alle Entscheidungen ganz alleine treffen muss?

Falls Sie sich tiefer in diese spannende Materie einlesen möchten, dann empfehle ich Ihnen das Buch *Wort sei Dank* von Rose Shelle Charvet. Übrigens: Diesen Buchtipp sowie viele weitere Buchempfehlungen finden Sie auch auf unserer Webseite: www.Institut-moderne-Psychotherapie.de unter dem Reiter »Weitere Hilfe«.

4.8 Ursache Nr. 8: Gestörter Zellstoffwechsel durch Halswirbelsäulenprobleme

Manchmal ist es weniger die Belastung während der Arbeit, die zum Burnout führt, als vielmehr der Stress, der Ihnen im wahrsten Sinn des Wortes im Nacken sitzt. Schon durch unsere alltägliche Sprache wird klar, dass unser HALS DIE »SCHWACHSTELLE« UNSERES KÖRPERS ist. Kaum ein anderes Körperteil wird häufiger bemüht, wenn es darum geht, auszudrücken, dass jemand ernsthaft in Gefahr ist. Hier ein paar Beispiele:

- er riskiert Kopf und Kragen
- ein waghalsiges Unternehmen
- das wird ihm das Genick brechen
- ein halsbrecherisches Unterfangen

Unser Hals verbindet wortwörtlich das Denken mit dem Machen. Die komplette Kommunikation zwischen unserem Gehirn und unserem Körper verläuft entlang unserer Wirbelsäule durch zwölf paarige, also beidseitig angeordnete Hirnnerven. Nur, wenn im Genick alles im Lot ist, verläuft auch der Informationsaustausch zwischen »Körper und Geist« reibungslos.

Nackenschmerzen – alles andere als harmlos

Durch Unfälle im Haushalt, beim Sport oder im Straßenverkehr kommt es häufig vor, dass die Haltebänder unseres Genicks überdehnt werden. Wir sprechen dann in aller Regel von einem HALSWIRBELSÄULEN-TRAUMA (HWS-TRAUMA) oder auch von einem Schleudertrauma. Unser Nacken ist dann eine Zeit lang nicht mehr so stabil, wie er sein sollte, und büßt dadurch einen Teil seiner Schutzfunktion für die Hirnnerven und die Blutversorgung des Gehirns ein.

Blutgefäße, die durch eine falsche Bewegung des »angeknacksten« Nackens eingeklemmt wurden, können das GEHIRN NICHT MEHR OPTIMAL MIT SAUERSTOFF UND NÄHRSTOFFEN VERSORGEN. Ist der Zellstoffwechsel dadurch längere Zeit gestört, kommt es zu Müdigkeit sowie Konzentrations- und Wahrnehmungsstörungen. Allesamt Probleme, die auch Menschen mit Burnout-Syndrom häufig beschreiben.

Auch Reizungen verschiedener Gehirnnerven, die ebenfalls durch einen instabilen Nacken verursacht werden, sind alles andere als harmlos. Der Facharzt für Innere Medizin, Dr. Bodo Kuklinski, und die Biologin Dr. Anja Schemionek zählen in ihrem bemerkenswerten Buch *Schwachstelle Genick*[67] eine ganze Reihe von Symptomen auf, die in so einem Fall auftreten können. Dazu zählen unter anderem:

- Taubheitsgefühle in Armen oder Händen
- vermehrtes Auftreten von Kopfschmerzen
- unscharfes oder verschleiertes Sehen
- nächtliches Zuschwellen der Nase
- vermehrtes Auftreten von Schwindel oder Übelkeit
- plötzliche Überempfindlichkeit gegenüber bestimmten Gerüchen

- häufiges Verschlucken bzw. »in die falsche Kehle bekommen«
- morgendliche Schulter- und Nackenschmerzen
- plötzlich auftretendes Schwitzen
- plötzlich auftretende Schlafstörungen
- der Drang, nachts oder vormittags extrem häufig die Blase entleeren zu müssen
- Herzrasen, Herzstolpern und Bluthochdruck
- eine viel zu schnelle Atmung
- Verdauungsstörungen

Diese Symptome müssen übrigens nicht unmittelbar nach einer Stauchung oder Überdehnung des Nackens auftreten, sondern können auch mit einigen Stunden oder gar Tagen Verzögerung auftauchen. Falls Ihre Burnout-Symptome also zeitlich mit einer Sportverletzung, einem Unfall oder auch einer ungewöhnlichen körperlichen Belastung in Verbindung stehen, dann besteht durchaus die Möglichkeit, dass Ihre Psyche alleine durch die nachfolgenden Sofortmaßnahmen wieder ins Lot kommt.

Sofortmaßnahmen bei Verdacht auf ein HWS-Trauma

Das Allerwichtigste ist, dass Sie eine potenziell vorhandene Reizung nicht noch schlimmer machen. Deshalb heißt die wichtigste Sofortmaßnahme: SCHONEN SIE IHREN NACKEN!

Vermeiden Sie Sportarten, bei denen die Wirbelsäule oder der Kopf durch Schläge oder Stöße stark belastet wird, so lange, bis die Haltebänder im Genick wieder vollständig genesen sind. Hierzu zählen vor allem:

- Fußball, Beachvolleyball, Tennis, Squash, Rugby
- Skifahren, Snowboardfahren, Eishockey
- Motocross, Kartfahren, Reiten
- nahezu alle Kampfsportarten

Wie lange überdehnte Haltebänder des Nackens benötigen, um ihre Schutzfunktion wieder in vollem Umfang zu erfüllen, ist von Fall zu Fall unterschiedlich. Vorsichtshalber sollten Sie jedoch für wenigstens sechs Wochen besonders belastende Sportarten vermeiden.

Jetzt GAR KEINEN SPORT MEHR ZU MACHEN WÄRE GRUNDFALSCH. Denn ausreichend Bewegung ist, wie Sie ja bereits wissen, eine der Grundvoraussetzungen, um genügend BDNF-Proteine produzieren zu können und das Gehirn vor zu viel Kynurenin zu schützen. Schonen bedeutet also keineswegs, gar nichts mehr zu tun, sondern vielmehr, eine Zeit lang zu sanfteren Sportarten wie zum Beispiel Walken, Skilanglauf oder Bergwandern zu wechseln.

Ebenfalls hilfreich wäre zudem der Besuch einer therapeutischen Praxis, die sich auf einen der folgenden Bereiche spezialisiert hat: Craniosacral-Therapie, Feldenkrais-Therapie oder auch die meiner Meinung nach besonders empfehlenswerte Pohl-Therapie.

Halskrause – oft mehr Schaden als Hilfe

Das obligatorische Tragen einer Halskrause wird übrigens von vielen Medizinern inzwischen eher kritisch gesehen. Zwar verhindert diese ein weiteres Überdehnen der ohnehin schon geschädigten Haltebänder, allerdings zahlen die Betroffenen dafür einen hohen Preis. Denn bereits nach zwei Tagen BILDET SICH DIE MUSKULATUR AN HALS UND NACKEN ZURÜCK. Exakt diese Muskeln tragen aber (genau wie die Haltebänder) zum Schutz und zur Stabilisierung des Nackens bei. Deshalb ist es wichtig, den Kopf auch weiterhin ganz normal zu bewegen. Einzig sehr schnelle Bewegungen sowie zu starke Dehnungen sollten Sie für ein paar Wochen konsequent vermeiden.

Auf der falschen Fährte

Kommt es infolge eines Halswirbelsäulen-Traumas zu einer länger anhaltenden Reizung des Nervus Vagus oder des Nervus Sympathicus, dann entsteht ein Teufelskreis, der schon so machen Arzt auf die falsche Fährte gelockt hat. So gilt ein gereizter Vagusnerv mittlerweile unter Experten als Hauptauslöser für nerviges Ohrenpfeifen, den sogenannten Tinnitus. Bei wiederholter Reizung des Sympathicus scheidet der Körper hingegen zu viel Magnesium, Kalium und Zink über den Urin aus. Vor allem Zinkmangel kann zu einer Reihe weiterer Erkrankungen führen, welche Dr. Kuklinski und Dr. Schemionek in *Schwachstelle Genick* wie folgt beschreiben:

> *Ein Zinkmangel beeinträchtigt auch die Vitamine B1 (Energiestoffwechsel) und B6 (Aufbau von Aminosäuren für Proteine), vermindert den Schutz des Körpers gegen aggressive Stoffe (Radikale), steigert die Bildung des weiblichen Hormons Östrogen und vermindert die Wirksamkeit von Verdauungs-*

enzymen im Darm, so dass die Problematik der Verdauungsstörungen weiter verstärkt wird. Wenn diese lang bestehen, können auch Krankheiten wie Reizdarm, Unverträglichkeiten gegen viele Lebensmittel oder entzündliche Darmerkrankungen (Colitis ulcerosa oder Morbus Crohn) auftreten.

Wer nun jedoch meint, er könne alldem begegnen, indem er einfach regelmäßig Zinktabletten schluckt, der sei gewarnt: Oft verträgt ein so angeschlagener Körper Zinktabletten nicht ohne Weiteres. Zudem mangelt es in aller Regel nicht nur an einem Stoff, sondern vielmehr ist das Gleichgewicht an Mineralstoffen, Spurenelementen, Aminosäuren, Vitaminen und Fettsäuren aus der Balance geraten.

Mikronährstoffe helfen nur, wenn sie richtig angewendet werden

Ich hatte zwar schon in Kapitel 2 darauf hingewiesen, doch weil es so wichtig ist, hier noch einmal die Bitte: Regulieren Sie einen vermeintlichen Mikronährstoffmangel nicht auf eigene Faust.

So verlockend die Angebote diverser Kombipräparate in Apotheken, Drogeriemärkten und im Internet auch sind – sie decken nur in den allerseltensten Fällen genau den Mangel ab, der womöglich bei Ihnen herrscht. Sie gehen ja auch nicht einfach in ein Bekleidungsgeschäft, ohne Ihre Größe zu kennen und zu wissen, welche Farbe Ihnen steht, und ziehen dann das Erstbeste an, was dort zufällig angeboten wird. Holen Sie sich hier besser den Rat eines erfahrenen Arztes oder Heilpraktikers, der sich mit Orthomolekularmedizin auskennt.

Bei der orthomolekularen Medizin steht die Erhaltung der Gesundheit im Vordergrund sowie die gezielte Behandlung von Krankheiten, die durch einen Mangel bestimmter Substanzen im menschlichen Körper ausgelöst wurden. Konkret bedeutet das: Nur dann, wenn Sie DIE RICHTIGEN NÄHRSTOFFE IN DER RICHTIGEN REIHENFOLGE und unter Berücksichtigung eventuell vorhandener Allergien, Unverträglichkeiten und Wechselwirkungen einnehmen, kann Ihr Körper schnell wieder in die Spur kommen. Ziel ist es nämlich nicht nur, vorhandene Mängel zu beseitigen, sondern auch Ihren Körper dabei zu unterstützen, dass er all seine Funktionen wieder in vollem Umfang alleine bewältigen kann.

Übrigens: Manchmal sind auch ganz alte Traumen der Halswirbelsäule dafür verantwortlich, dass Sie heute noch mit diversen Problemen zu kämpfen haben. Gerade wenn Sie ständig unter einem verspannten Nacken leiden oder Ihre Schultermuskulatur sich steinhart anfühlt, sollten Sie vorsichtshalber einen erfahrenen Therapeuten einen Blick darauf werfen lassen.

4.9 Ursache Nr. 9: Drogen: Kokain, MDMA, Amphetamine und Cannabis

Auch wenn wir noch längst nicht alle Geheimnisse unseres Gehirns kennen, so wissen wir doch schon einiges darüber, wie man es am besten benutzt und pflegt.

Unsere grauen Zellen reagieren, wie der restliche Körper auch, überaus dankbar auf gute Nahrung und stellen sich quer, wenn wir sie zu sehr vergiften.

Zu guter Nahrung zählen dabei nicht nur wertvolle Fettsäuren, Vitamine oder Spurenelemente, sondern auch gute Bücher, anregende Gespräche und neu erlernte Fähigkeiten. Zu den Giften gehören neben Drogen, Alkohol und Zucker auch schlechte Beziehungen, stressige Arbeitsbedingungen und der übermäßige Konsum von Videospielen und Horrorfilmen. Alles interagiert mit allem. So wie jeder einzelne Bissen, den wir zu uns nehmen, unseren Körper verändert, so verändert auch jede Information unser Gehirn. Dennoch ignorieren viele ein Warnsignal nach dem anderen. Ob Sie nach einem Horrorfilm von schrecklichen Albträumen geplagt werden oder am Morgen nach einer durchzechten Nacht einen Brummschädel haben, in beiden Fällen sagt Ihnen Ihr Gehirn: »Lass die Finger davon, ich vertrage das nicht.«

Vor allem Drogen wie Kokain, MDMA, Amphetamine und Cannabis sind bekannt dafür, die Entstehung eines Burnout-Syndroms zu beschleunigen. Die ersten drei, weil sie ihren Konsumenten eine Leistungsfähigkeit vorgaukeln, die gar nicht da ist. Ein Verbrennungsmotor, der zu lange hochtourig gefahren wird, verschleißt deutlich schneller als einer, der meist im optimalen Drehzahlbereich läuft. Und auch Menschen brennen schneller aus, wenn sie durch Drogen das Gefühl dafür verlieren, wo ihr optimaler »Drehzahlbereich« liegt.

Cannabis hingegen führt zum gegenteiligen Extrem. Das Gehirn wird deutlich träger und kann bei Weitem nicht mehr das leisten, was normalerweise möglich wäre. Das führt dazu, dass man immer mehr Aufgaben gar nicht oder nur mangelhaft erledigt, während die To-do-Liste immer länger wird. Und je größer der Berg an unerledigten Aufgaben ist, umso hilfloser und kraftloser fühlt man sich. Viele greifen daraufhin noch öfter zum Joint, um diese Belastung nicht mehr ganz so bewusst wahrzunehmen. Ein fataler Teufelskreis beginnt.

Besonders gefährlich ist es übrigens, wenn man dem Irrtum verfällt, man müsse nur zwischen aufputschenden und dämpfenden Drogen hin- und herwechseln, um so einen Ausgleich zu schaffen. Ein Motor nimmt ja auch nicht weniger Schaden, wenn er nach einer zu langen Phase mit zu hoher Drehzahl eine Weile mit Standgas gefahren wird. Der Schaden ist bereits entstanden. Zudem zählen Drogen mit zu den Hauptauslösern von Angststörungen und Panikattacken. Etwa jeder fünfte unserer Angstpatienten berichtet, dass seine Panikattacken ursächlich mit einem Drogenrausch in Verbindung stehen. Dabei liegt Cannabis auf Platz eins, gefolgt von MDMA, Amphetaminen und Kokain. Das heißt keineswegs, dass Kokain harmloser wäre. Es löst zwar nicht ganz so häufig Panikattacken aus wie Cannabis, erhöht dafür aber die Wahrscheinlichkeit, eine Psychose zu entwickeln und dann unter Verfolgungswahn zu leiden oder Stimmen zu hören.

Falls Ihr Leben wirklich zu wenig aufregende Momente hat, empfehle ich Ihnen das Trainieren positiver Gedanken. Ein Gehirn, das über einen längeren Zeitraum »richtig« vernetzt wird, kann auch ohne Drogen Spaß empfinden, und Sie ersparen sich den Kater danach. Wer sich für ein positives Mentaltraining interessiert, das besonders schnell und effektiv ist, dem lege ich die 10-Satz-Methode aus meinem Buch *Panikattacken und andere Angststörungen loswerden* ans Herz. Unsere Praxiserfahrung der letzten Jahre hat gezeigt, dass schon 20 Minuten dieser täglichen Mentalübung ausreichen können, um selbst langjährigen Angstpatienten binnen weniger Monate wieder ein Leben voller Freude und Leichtigkeit zu ermöglichen. Was glauben Sie, wie effektiv diese Methode erst ist, wenn Sie noch nicht mal unter Angststörungen leiden?

4.10 Ursache Nr. 10: Alkoholmissbrauch

Für viele Burnout-Gefährdete ist der Alkohol am Abend die Entspannung vom Alltag. Man gönnt sich ja sonst nichts. Wer hart arbeitet, darf sich auch was genehmigen. Auch hier macht wieder einmal die Dosis das Gift. Ein bis zwei Gläser Alkohol am Tag sind zwar mengenmäßig noch im Rahmen, verdächtig wird das Feierabendbier allerdings, wenn es unverzichtbar ist. Wer ohne die tägliche Dosis Alkohol nicht mehr entspannen kann, braucht dringend eine Pause vom flüssigen Trost.

Bier, Wein, Schnaps und Co. dämpfen die Sinne und halten das Stresshormon Cortisol in Schach. Obendrein sorgt der Alkohol auch noch für eine stimmungsaufhellende Endorphinausschüttung. Eigentlich scheint das alles gar nicht so verkehrt zu sein. Aber leider gibt es da den einen oder anderen Haken: Die Wirkung hält nicht lange an, und es entsteht der Wunsch nach mehr. Doch je größer die Menge, desto toxischer ist die Wirkung für den Körper. Der Kater am nächsten Morgen lässt erahnen, wie giftig die flüssige Entspannung für den Kopf in Wirklichkeit ist. Leider sinkt mit der Zeit die Toleranzgrenze, das heißt man verträgt mehr und trinkt mehr. Auch eine Alkoholsucht beginnt nicht von einem Tag auf den anderen. Es ist ein schleichender Prozess und wird deswegen oft zu spät erkannt. Falls Sie den Verdacht haben, dass Sie ohne Alkohol nicht mehr über die Runden kommen, dann holen Sie sich Hilfe, bevor Ihr Körper irreparablen Schaden nimmt.

Ein trügerischer Helfer

Besonders verhängnisvoll wird es, wenn Alkohol während der Arbeit konsumiert wird, um das tägliche Leistungspensum zu überstehen. Die betäubende Wirkung verhindert das Wahrnehmen der eigenen Grenzen, und ein Teufelskreis setzt ein: Überforderung und Stress führen zum Griff nach der Flasche, der Alkohol senkt die Toleranzgrenze, und der Körper wird noch mehr überfordert, was wiederum den Wunsch nach Entspannung verstärkt. Fatalerweise stört Alkohol den jetzt dringend benötigten Schlaf. Das Einschlafen fällt nach dem Alkoholgenuss zwar leichter, aber der Schlaf ist weniger erholsam. Nun ist es nicht mehr allein der Stress, der die Nachtruhe sabotiert. Der schlechtere Schlaf ist auch einer der Gründe, warum Alkohol als depressionsauslösend gilt.

Alkohol hebt nur kurzfristig die Stimmung. Langfristig fördert er Depressionen und Burnout. Vermeiden Sie diesen Teufelskreis durch Ehrlichkeit zu sich selbst. Wie viel trinken Sie? Und vor allem – warum? Könnten Sie eine Zeit lang darauf verzichten? Dann tun Sie es, Ihrem Körper zuliebe! Verzichten Sie wenigstens an zwei Tagen in der Woche auf Alkohol, und gönnen Sie sich stattdessen etwas anderes: ein gutes Buch, einen Kinoabend oder Sport und Sauna. Letzteres ist ebenfalls ein sehr gutes Mittel gegen Stress und definitiv gesünder.

Kapitel 5
Neustart im Gehirn: Wie viele kleine Fehler ein System zum Absturz bringen und wie ein echter Neustart gelingen kann

Wie Sie jetzt wissen, gibt es eine Vielzahl von Faktoren, die allesamt Depressionen und Burnout verursachen können. Erst wenn Sie Ihre ganz persönlichen Auslöser identifiziert haben, können Sie effektiv dafür sorgen, dass es Ihnen schon bald wieder besser geht. Bei wem zum Beispiel das seelische Tief ursächlich auf Medikamente zurückzuführen ist, der ist schlecht beraten, wenn er versucht, sein Problem durch noch mehr Medikamente in den Griff zu bekommen.

Dasselbe gilt, wenn Entzündungen im Körper die eigentliche Quelle des Übels sind. Denn nur selten sind solche Entzündungen durch eine Infektion entstanden, die einfach mit ein paar Pillen beseitigt werden könnte. Viel häufiger spielen mangelnde Bewegung, eine falsche Ernährung oder auch Alkoholmissbrauch eine Rolle. Doch nichts davon lässt sich durch Psychopharmaka aus der Welt schaffen. Selbst die Angewohnheit, negativ zu denken, ist nicht medikamentös veränderbar, sondern bedarf eines gezielten Trainings.

Ein Team von Psychiatern der Universitäten Cambridge und London untersuchte unter Leitung von Anne-Laura van Harmelen, inwieweit das regelmäßige Aktivieren positiver Erinnerungen Depressionen verringern oder sogar ganz verhindern kann. In einer Studie, die 2019 in *Nature Human Behaviour* veröffentlicht wurde[68], hatte man dazu 400 Jugendliche mit einer Neigung zur Depression angehalten, sich regelmäßig schöne Erinnerungen ins Gedächtnis zu rufen. Im Verlauf eines Jahres stellte sich dabei heraus, dass nicht nur die depressiven Symptome deutlich schwächer wurden, die Studienteilnehmer wirkten auch durchweg selbstbewusster und hatten nachweislich weniger Cortisol im Speichel. Da dieses Stresshormon in einem direkten Zusammenhang mit Depressionen und Burnout steht, lässt sich damit gut die psychische Verfassung messen. Je niedergeschlagener jemand ist, umso höher ist sein Cortisol-Spiegel.

Falls Sie selbst ein Kind haben, das zu Depressionen neigt, dann habe ich folgenden Tipp für Sie: Animieren Sie es immer wieder dazu, sich an schöne Momente zu erinnern. Vielleicht finden sich ja in einem Fotoalbum ein paar Schnappschüsse solcher Augenblicke, die Sie zu Hilfe nehmen können. Oder aber eine schöne Erinnerung ist direkt mit einer bestimmten Speise oder einem Getränk verbunden. Dann reden Sie mit Ihrem Kind über dieses Erlebnis, während Sie das Entsprechende essen oder trinken. Alles, was Sie finden können, um bei Ihrem Kind alte Erinnerungen in neuem Glanz erstrahlen zu lassen, ist hier hilfreich.

Natürlich gilt das nicht nur für Kinder und Jugendliche, sondern für jedes Alter. Da aber gerade depressive Phasen, die in jungen Jahren durchlebt wurden, besonders häufig zu wiederkehrenden Depressionen führen, ist es wichtig, solche Phasen so schnell wie möglich zu beenden, oder besser noch gar nicht erst entstehen zu lassen.

5.1 Dem lieben Gott ins Handwerk pfuschen

Egal ob man religiös ist oder nicht, man kommt nicht umhin zu bewundern, was ein menschliches Gehirn sich alles ausdenken kann und auf welch erstaunliche Weise es alle Prozesse in unserem Körper überwacht und steuert. Es ist ein Meisterwerk, entstanden in Jahrmillionen der Evolution. Dennoch gibt es Menschen, die es für so fehlerhaft halten, dass sie ständig versuchen, es mithilfe von Medikamenten zu verbessern. Sollte man ein so wunderbares Instrument wie das Gehirn nicht erst einmal perfekt beherrschen, bevor man sich Gedanken darüber macht, wie man es verändern und manipulieren kann? Jemand, der Geige spielt, lernt doch auch erst mal, wie er sein Instrument richtig stimmt, pflegt und spielt, bevor er nur ansatzweise auf die Idee kommt, es umzubauen. Klug denken zu lernen, um dadurch das volle Potenzial unserer grauen Zellen auszuschöpfen, ist wohl eine der größten Herausforderungen des 21. Jahrhunderts.

5.2 Das A und O im Kampf gegen Depressionen und Burnout

Egal ob Sie noch in der Facharbeiter-Unternehmer-Falle feststecken oder »nur« Ihr Perfektionismus schuld daran ist, dass Ihnen sowohl Zeit als auch Energie fehlt: Das A und O im Kampf gegen Depressionen und Burnout ist Achtsamkeit und die Fähigkeit zum Outsourcing unliebsamer Dinge.

A wie Achtsamkeit

Die Aufgabe Ihrer Psyche besteht darin, Sie bestmöglich zu schützen. Mithilfe des sogenannten Bauchgefühls liefert sie Ihnen ständig einen Statusbericht darüber, ob das, was Sie gerade tun, gut für Sie ist oder ob Sie im Begriff sind, sich gerade zu schaden. Solange Sie achtsam genug sind und rechtzeitig auf Ihr Bauchgefühl hören, sind Sie gut geschützt.

Wer jedoch andauernd gegen sein Bauchgefühl handelt und somit eine Warnung des Unterbewusstseins nach der anderen ignoriert, zwingt seine Psyche förmlich dazu, sich auf drastischere Weise Gehör zu verschaffen. Mithilfe von psychosomatischen Störungen werden wir dann im vollen Lauf gestoppt, um nicht komplett gegen die Wand zu laufen. Egal ob es sich um Burnout, Panikattacken, psychosomatisch bedingte Rückenschmerzen oder Magenprobleme handelt, all dies dient nur dazu, uns davor zu bewahren, uns selbst noch mehr Schaden zuzufügen.

In meinem Buch *Panikattacken und andere Angststörungen loswerden* bezeichne ich solche psychosomatischen Störungen deswegen auch als »Liebesdienst der Psyche«. Ist es erst einmal so weit gekommen, können Sie sich leider nicht mehr auf Ihr Bauchgefühl verlassen, denn es vertraut nicht mehr darauf, dass Sie rechtzeitig auf eine Warnung reagieren. Deshalb springt es jetzt bei jeder noch so kleinen Gefahr auf Alarmstufe ROT.

Eine gute Möglichkeit, hier eine Art »Reset« durchzuführen, ist das Achtsamkeitstraining. Beginnen Sie dafür zunächst, ganz alltägliche Dinge wieder bewusster wahrzunehmen. Trinken Sie die Tasse Kaffee oder Tee nicht mehr schnell nebenher, während Sie in Ihre Arbeit vertieft sind, sondern genießen Sie sie ganz bewusst. Suchen Sie sich einen ruhigen Ort und tun Sie fünf Minuten nichts anderes, als achtsam jeden einzelnen Schluck zu genießen. Fühlen Sie die wärmende Tasse in Ihrer Hand, riechen Sie das wunderbare Aroma, und fokussieren Sie sich ganz auf Ihre Geschmacksknospen, sobald Sie die Flüssigkeit im Mund haben. Sobald Sie sie heruntergeschluckt haben, spüren Sie nach, wie sich die Wärme angenehm im Magen ausbreitet und die belebende Wirkung des Koffeins allmählich Ihren Körper durchströmt.

Oft reichen schon drei bis vier solcher Achtsamkeitseinheiten am Tag aus, um nach und nach wieder ein gesundes Bauchgefühl herzustellen. Ob Sie bewusst Kaffee trinken oder einfach nur fünf Minuten in der Sonne sitzen, einen kleinen Spaziergang machen oder lieber bei einer Yogaübung entspannen, bleibt ganz Ihnen überlassen. Sie werden sehen, mehrmals täglich sein System bewusst herunterzufahren und neu zu starten bewirkt wahre Wunder. So wie bei einem Computer, der sich »aufgehängt« hat, ein Neustart das Problem meist behebt, sorgen auch kleine Achtsamkeitsübungen dafür, dass Sie anschließend wieder fokussierter und entspannter arbeiten können.

O wie Outsourcing

Etwas, das einem keine Freude macht, an andere zu delegieren ist eine der wichtigsten Kompetenzen, die Menschen mit psychischen Problemen trainieren sollten. Wie so oft verhindern auch hier meist nur ein paar Glaubenssätze, dass man wieder voller Spaß und Leichtigkeit nur noch das tut, was einem wirklich liegt. Hierzu ein weiteres Beispiel aus meinem Praxisalltag:

Ein Klempnermeister mit akutem Burnout-Syndrom kam zu uns in die Praxis, weil er bemerkt hatte, dass er immer weiter in eine Depression abrutschte. Sein Geschäft lief gut, die Auftragsbücher waren voll, doch anstatt sich darüber zu freuen, empfand er jeden neuen Auftrag zunehmend als Last.

Das Erstgespräch brachte zum Vorschein, dass es nicht die Klempnerarbeit an sich war, die ihn belastete, sondern vielmehr das »Drumherum«. Rechnungen schreiben, Anfragen per Mail beantworten, den Anrufbeantworter abhören und bei Bedarf zurückrufen und vieles mehr. Als ich ihn fragte, warum er sich dafür keine Bürokraft einstelle, antwortete er, das sei ihm zu teuer und außerdem müsste er so jemanden ja erst einmal einarbeiten, da gewöhnliche Bürokräfte keine Ahnung von seinem Beruf hätten. Und dazu habe er weder die Zeit noch die Nerven.

Na, haben Sie die beiden falschen Glaubenssätze sofort erkannt? Eine gute Bürokraft kostet je nach Region 15 bis 20 Euro pro Stunde. Die Stunde Klempnerarbeit bringt hingegen 30 bis 60 Euro, falls es sich um einen Notdienst handelt sogar über 100 Euro. Jede einzelne Stunde, die ein Klempner einen Bürojob macht, auf den er keine Lust hat, kommt einem Verlust von 15 bis 85 Euro gleich, weil er seine wertvolle Arbeitszeit mit etwas vergeudet, das andere für einen Bruchteil erledigen würden. Zudem ist die Abrechnung in einem Handwerksbetrieb auch nicht so kompliziert, dass eine gute Bürokraft das nicht in zwei oder drei Wochen erlernen könnte.

Nachdem meinem Patienten klar geworden war, dass er bloß einmal diese zwei oder drei Wochen investieren musste, um anschließend nur noch das tun zu können, was er wirklich mochte, dauerte es keine vier Wochen, bis er eine gute Bürokraft gefunden und eingestellt hatte. Dass er dadurch zwangsläufig sogar mehr verdiente als bisher, mag sicherlich auch dazu beigetragen haben, dass er sich ganz schnell von seinen alten Glaubenssätzen verabschieden konnte.

5.3 Ihre persönliche Outsourcing-Liste

Selbst wenn Sie nicht mit psychischen Problemen zu kämpfen haben, ist es sinnvoll, eine Liste zu erstellen, was Sie alles gerne tun und was Sie am liebsten sofort outsourcen würden. Unliebsame Dinge durch andere erledigen zu lassen und in dieser Zeit einer Tätigkeit nachzugehen, die man mag, lohnt sich nämlich selbst dann, wenn die finanziellen Ausgaben und Einnahmen deckungsgleich sind. Denn sobald Sie sich zu einer Tätigkeit zwingen müssen, kostet das Lebensenergie. Tun Sie hingegen etwas, das Ihnen leichtfällt oder sogar Freude bereitet, laden Sie Ihren Akku wieder auf.

Selbst wenn Sie aktuell arbeitslos sind, wäre es lukrativer, sich zu überlegen, was Sie gerne täten, und dann alles daranzusetzen, mit dieser Tätigkeit etwas dazuzuverdienen, anstatt zu Hause Dinge zu erledigen, auf die Sie vielleicht keine Lust haben. Dass das gar nicht immer so kompliziert sein muss, zeigen ja auch die vielen Fallbeispiele aus unserer Praxis, die ich in diesem Buch zusammengetragen habe.

5.4 Der Fehler, irgendwo »ankommen« zu wollen

Erinnern Sie sich noch, was ich in Kapitel 2 über die großen Ziele gesagt habe? Ich hatte erst kürzlich wieder einen Patienten zur Behandlung, der scheinbar all seine Ziele erreicht hatte und dennoch traurig und kraftlos war. Er sagte zu mir:

»Herr Bernhardt, ich verstehe es einfach nicht. Ich habe eine wunderbare Frau, zwei tolle Kinder, wir leben in unserem absoluten Traumhaus, und auch beruflich läuft alles bestens. Und dennoch schaffe ich es morgens kaum aufzustehen. Am liebsten würde ich einfach nur liegen bleiben und heulen.«

Ich fragte ihn, ob diese depressive Stimmung auch schon vorhanden war, als er noch nicht all seine gesteckten Ziele erreicht hatte. Daraufhin sagte er:

»Nein, damals ging es mir noch richtig gut. Und das, obwohl ich in dieser Zeit richtig viel und hart gearbeitet habe.«

Tatsächlich sind NEUE ZIELE das Einzige, was solchen Menschen fehlt, um wieder richtig glücklich zu werden. Sie waren so fixiert darauf, irgendwo »anzukommen«, dass sie gar nicht gemerkt haben, dass es genau dieses »Auf-etwas-Hinarbeiten« war, aus dem sie Kraft und Freude generierten. Irgendwo ankommen zu wollen, widerspricht nämlich in fundamentaler Weise jedem Naturgesetz. Denn wie schon im Kapitel über Perfektionismus erläutert, ist die einzige Konstante im Universum die Veränderung, man könnte auch sagen, das Wachstum. Egal ob Baum, Tier oder Mensch, nur etwas, das sich weiterentwickelt, ist lebendig. Und bei uns Menschen gilt das nicht nur im physischen, sondern auch im psychischen Sinne.

Setzen Sie sich deshalb Ziele, egal ob materieller Art oder in Form von Weiterbildung oder gesammelten Erfahrungen. Sobald

Sie wieder für etwas brennen, werden Sie nicht nur Ihre bereits erreichten Erfolge erneut genießen können, Sie werden auch voller Kraft und Lebensfreude auf Ihre neuen Ziele hinarbeiten.

Ausgebrannt zu sein kann also nicht nur bedeuten, dass Sie zu lange einer Arbeit nachgegangen sind, die Ihnen keinen Spaß gemacht hat. Es kann auch bedeuten, dass die Arbeit, die Ihnen Spaß gemacht hat, zu Ende ist und Sie es versäumt haben, sich einen adäquaten Ersatz zu besorgen. Im Falle meines Patienten war es genau so. Kaum hatte er sich ein paar neue Herausforderungen gesucht, ging es ihm wieder richtig gut. Und auch all das, was er bis dahin erreicht hatte, erfüllte ihn wieder mit Freude und Stolz.

5.5 Weitere Hilfe

Zum Abschluss dieses Buches möchte ich Ihnen jetzt noch fünf einfache, aber äußerst effektive Methoden vorstellen, mit denen es schon vielen unserer Patienten gelungen ist, schnell wieder auf die Beine zu kommen. Wer darüber hinaus noch weitere Hilfe benötigt, um endlich wieder ein schönes und erfülltes Leben zu führen, dem empfehle ich den Besuch der folgenden Webseiten:

- www.Depressionen-loswerden.de

- www.moderne-Burnout-Therapie.de

Dort finden Sie sowohl zum Thema Depression als auch zum Thema Burnout je einen Videokurs, den ich begleitend zu diesem Buch für Sie entwickelt habe. Bevor Sie sich jedoch damit beschäftigen, sollten Sie zuerst einmal testen, ob nicht schon die folgenden fünf Methoden ausreichen, um auch bei Ihnen wieder alles ins Lot zu bringen.

Kapitel 6
Fünf ungewöhnliche Methoden, mit denen sich seelische Tiefs schnell überwinden lassen

6.1 Der Fremdsprachentrick

Eine der erstaunlichsten Methoden, um psychische Probleme schnell loszuwerden, ist der Fremdsprachentrick. Erstmals erfuhr ich von dieser Technik durch Marc A. Pletzer, bei dem ich vor einigen Jahren eine Weiterbildung zum Kommunikationstrainer absolviert hatte. Wie mächtig dieses Werkzeug jedoch tatsächlich war, begriff ich erst, als mir einige Zeit später gleich mehrere Patienten unabhängig voneinander von ihren scheinbaren »Spontanheilungen« berichteten. In all diesen Fällen waren die psychischen Probleme alleine dadurch verschwunden, dass meine Patienten längere Zeit in einer Sprache reden oder denken mussten, die nicht ihre Muttersprache war.

Negative Selbstgespräche finden meist nur in einer Sprache statt

Negative Selbstgespräche, egal ob laut oder nur in Gedanken, gehören zu den häufigsten Auslösern von seelischen Problemen. Deshalb arbeiten viele Psychotherapeuten mit ihren Patienten daran, diese schädlichen inneren Dialoge Stück für Stück zu verändern. Allerdings wird dabei dem Umstand, dass all diese Gedanken vorrangig in der Muttersprache ablaufen, meist wenig Beachtung geschenkt.

Wenn aber depressive, ängstliche oder auch zwanghafte Gedanken in der Regel nur in einer Sprache formuliert werden, dann wird auch klar, warum ein Sprachwechsel immer wieder zu unerwarteten Heilungen führen kann. Wir sind offensichtlich nicht sonderlich gut darin, uns Sorgen in einer anderen Sprache zu machen. Besonders interessant ist in diesem Zusammenhang der Umstand, dass es bei einem bewussten Sprachwechsel oft nur wenige Wochen dauert, bis man anfängt, auch in der neuen Sprache zu denken und zu träumen. In einer normalen Therapie hingegen vergehen oft Monate oder gar Jahre, bis man sich die automatisiert ablaufenden negativen Gedanken auch nur halbwegs abgewöhnt hat.

Inspiriert von den Berichten meiner Patienten, entschied ich mich damals, eine Reihe von Tests durchzuführen. Ziel war es herauszufinden, ob der Fremdsprachentrick auch als vollwertiges therapeutisches Werkzeug einsetzbar ist. Dazu bat ich eine Reihe von Patienten, darauf zu achten, welche negativen inneren Dialoge sich besonders häufig wiederholten. Sobald sie sich bei einem dieser Gedanken erwischten, sollten sie so schnell wie möglich die Sprache wechseln und dieses »negative Selbstgespräch« in Englisch oder irgendeiner anderen Fremdsprache weiterführen, derer sie mächtig waren. Die Ergebnisse waren verblüffend. Schon beim ersten Versuch in unserer Praxis staunten die meisten darüber, wie wenig Macht ein und derselbe Gedanke über ihre Gefühle hatte, sobald er in einer anderen Sprache ablief. Dabei mussten sie diese noch nicht einmal gut beherrschen. Selbst das schlechteste Schulenglisch reichte aus, um einen deutlichen Effekt zu erzielen.

Ermutigt von diesen ersten Resultaten, entschloss ich mich zu weiteren Tests. Sollte es tatsächlich möglich sein, einfach das sprachliche »Betriebssystem« des Gehirns auszutauschen, anstatt mühevoll jeden einzelnen Gedanken zu analysieren und zu ersetzen, könnte das für viele Betroffene extrem hilfreich sein. Das Betriebssystem war in diesem Fall also die Sprache, die wir beim Denken benutzen. Das betrifft sowohl die Bildsprache, mit der wir Situationen vor unserem inneren Auge entstehen lassen, als auch die Worte, mit denen wir unsere inneren Dialoge führen.

Übrigens gäbe es ohne die Fähigkeit des Menschen, in komplexen Bildern und Dialogen zu denken, keine Kunst, keine Literatur, keinen technischen Fortschritt, keine Schulen, keine Medizin, ja nicht einmal das Papier, auf dem dieses Buch gedruckt wurde. Wie sehr unser Leben darauf basiert, merken wir häufig erst, wenn uns Teile dieser Fähigkeit durch einen Unfall oder eine Krankheit abhandenkommen. Falls Sie mir nicht glauben, versuchen Sie doch mal einen Gedanken zu formulieren, ohne dabei Ihre Stimme in Ihrem Kopf zu hören oder zumindest ein Bild vor dem inneren Auge zu sehen. Es wird Ihnen nicht gelingen.

So, wie bei einem Computer ohne Windows, Linux oder Mac-OS nichts läuft, sind auch wir nicht in der Lage, ohne innere Bilder und Dialoge zu denken. Dabei ist das Sehen deutlich universeller als das Hören. Bilder werden meist über die unterschiedlichsten Kulturen hinweg verstanden, während man sprachlich schnell an seine Grenzen stößt, sobald man den gewohnten Sprachraum verlässt. Doch womöglich funktionierte der Fremdsprachentrick ja gerade wegen dieser »Begrenzung« so gut. Je stärker krank machende Gedanken mit der Muttersprache verknüpft, also quasi nur auf dieses Betriebssystem ausgelegt sind, umso eher müssten sich psychische Probleme in Luft auflösen, wenn man dauerhaft eine andere Sprache verwendet. Schließlich hat unser Gehirn in einer Fremdsprache keine Übung darin, depressive, ängstliche oder zwanghafte Gedanken automatisiert ablaufen zu lassen.

Durch einen glücklichen Zufall konnte ich die Therapietauglichkeit meiner Überlegungen gleich dreifach überprüfen. Genau zu jener Zeit kamen nämlich drei Jugendliche zu uns in die Praxis, bei denen der Fremdsprachentrick überaus gut zum restlichen Behandlungskonzept passte. Ein 16-Jähriger, der aufgrund einer Angststörung schon fünf Monate nicht mehr zur Schule ging, eine 17-Jährige, die diverse Zwänge entwickelt hatte, sowie ein

15-Jähriger, bei dem bereits eine Depression diagnostiziert worden war.

Der 16-Jährige hatte auf Anraten eines anderen Therapeuten schon einen Schulwechsel hinter sich, leider jedoch ohne den gewünschten Erfolg. Bereits am ersten Tag auf der neuen Schule mussten die Eltern ihren verängstigen Jungen wieder im Sekretariat abholen. Es war ihm aufgrund seiner Angststörung nicht möglich, länger als ein paar Minuten im Klassenzimmer durchzuhalten. Da seine angstvollen Gedanken nur auf Deutsch abliefen, die Eltern aber ursprünglich aus Polen stammten, einigten wir uns darauf, dass die Familie sich fortan nur noch auf Polnisch unterhalten sollte. Der Junge konnte die Sprache zwar ganz gut verstehen, er selbst sprach und dachte aber von klein auf überwiegend deutsch. Als sein Polnisch durch das vereinbarte Training so weit aufpoliert war, dass er auch in dieser Sprache dachte und träumte, zog er vorübergehend zu seinen Großeltern nach Polen, um dort eine Zeit lang die Schule zu besuchen. Und tatsächlich war es diesmal kein Problem für ihn, am Unterricht teilzunehmen. Als er dann ein halbes Jahr später zu seinen Eltern zurückkehrte, konnte er auch in Deutschland wieder ganz normal zur Schule gehen.

Bei der 17-Jährigen war es einfach, sie davon zu überzeugen, ein Schuljahr in England zu verbringen. Sie hatte bereits mit 15 ein halbes Jahr dort verbracht, weil ihre Eltern beruflich in London zu tun gehabt hatten. Ebenfalls hilfreich war, dass sie sich daran erinnerte, dass die Zwänge bereits vor dem Auslandsaufenthalt angefangen hatten, während der sechs Monate in London aber komischerweise nicht aufgetreten waren. Erst mit der Rückkehr nach Deutschland waren auch die psychischen Probleme zurückgekehrt und hatten im Laufe der Zeit so überhandgenommen, dass die Eltern mich um Hilfe ersucht hatten. Der erneute Aufenthalt in England führte abermals dazu, dass die Zwänge schon bald wieder verschwanden. Ob dieser Effekt auch in Deutschland anhalten wird, muss sich erst noch zeigen, da die mittlerweile 20-Jährige sich entschieden hat, in England zu bleiben. Aber zumindest während ihrer zahlreichen Besuche in Deutschland sind keinerlei Zwänge mehr aufgetreten.

Der 15-Jährige war in der Tat auf dem besten Weg, eine Depression zu entwickeln. Dass man ihm diese aber bereits attestiert hatte und er deswegen sogar schon Psychopharmaka einnahm, erschien mir doch etwas vorschnell. Natürlich litt er, wie die meisten Pubertierenden, unter starken Stimmungsschwankungen. Das ist auch nicht weiter verwunderlich, denn in dieser Zeit durchläuft das Gehirn eine extreme Umbauphase. In einem Bereich, den man den frontalen Cortex nennt, bleibt buchstäblich kein Stein auf dem anderen. Jeder, der selbst Kinder in diesem Alter hat, weiß, wovon ich spreche. Im einen Moment sind sie noch zuckersüß, und im nächsten verwandeln sie sich in kleine Monster.

Was mir allerdings zu denken gab, war eine offensichtliche soziale Phobie, unter der der Junge litt. Er hatte kaum Freunde und war überzeugt davon, dass seine Mitschüler ihn nicht leiden konnten und sich hinter seinem Rücken über ihn lustig machten. In unseren Sitzungen fand ich heraus, dass diese Phobie jedoch nicht auf realen negativen Erfahrungen beruhte, sondern nur ein Produkt seiner inneren Dialoge war. Deshalb riet ich den Eltern in diesem Fall, den Jungen an einem Schüleraustauschprogramm teilnehmen zu lassen. Da er ein großer Fan amerikanischer Highschoolserien war, willigte er ein, ein Jahr auf eine Schule in den Vereinigten Staaten zu gehen. Die Veränderung, die der Junge daraufhin durchlief, war besonders beeindruckend. In den Mails, die wir in regelmäßigen Abständen austauschten, berichtete er mir in bestem Englisch davon, wie seine Gastfamilie ihn förderte, aber auch forderte, wie komplett anders der Schulbetrieb in den Staaten ablief und auch, welche Freundschaften er bereits geschlossen hatte. Erst als ich etwas konkreter nachfragte, fiel ihm auf, dass er in der neuen Sprache schlicht vergessen hatte, sich dauernd Gedanken darüber zu machen, ob die anderen ihn mögen oder nicht. Als er ein Jahr später wieder zurück nach Deutschland kam und mich in der Praxis besuchte, stand ein junger Mann vor mir, auf den jedes Elternpaar stolz gewesen wäre. So selbstbewusst, offen, kommunikativ und humorvoll, wie er von seinen Erfahrungen berichtete, hatte er nichts mehr mit dem schüchternen und vermeintlich depressiven Jungen gemein, den ich ein Jahr zuvor kennengelernt hatte.

Seither hat der Fremdsprachentrick nicht nur Jugendlichen, sondern auch vielen Erwachsenen dabei geholfen, ungünstige Denkstrukturen schnell und nachhaltig abzulegen. Und auch Depressionen lassen sich mit dieser Technik deutlich schneller überwinden, wenn man sie konsequent anwendet. Das funktioniert jedoch nur, wenn die Betroffenen bereits im Vorfeld erkannt haben, dass psychische Probleme tatsächlich maßgeblich dadurch ausgelöst werden, wie sie mit sich selbst sprechen.

Fehlt diese Erkenntnis hingegen, fällt es Betroffenen meist schwer, zu akzeptieren, dass eine derart einfache Technik eine so große Wirkung haben kann. Folglich nutzen sie diese auch nicht so, wie es nötig wäre, um schnell deutliche Fortschritte zu erzielen. Falls Sie jetzt neugierig geworden sind, ob der Fremdsprachentrick eventuell auch etwas für Sie sein könnte, dann haben Sie gleich die Gelegenheit, einen kleinen Test diesbezüglich durchzuführen. Ich habe für diesen Test Englisch als Fremdsprache gewählt, Sie können aber selbstverständlich auch jede andere Fremdsprache nutzen, derer Sie mächtig sind. Selbst wenn Sie keine weitere Sprache sprechen, haben Sie die Möglichkeit, diese wunderbare Technik für sich zu nutzen, wie ich Ihnen in einer überaus humorvollen Variante zeigen werde. Da diese nicht nur einfach anzuwenden ist, sondern sogar Spaß macht, empfehle ich selbst Sprachgenies, auch mit dieser Variante ein wenig zu experimentieren. Doch vorher zum angekündigten Test. Beantworten Sie dafür bitte folgende Frage:

Welche Version des gleichen Gedankens raubt Ihnen mehr Energie, die englische oder die deutsche?

»I can't manage it!«

oder

»Ich schaffe es einfach nicht!«

Falls Sie nicht sofort einen Unterschied bemerken, wiederholen Sie in Gedanken beide Sätze mehrfach, zuerst den englischen und später den deutschen. Lassen Sie die erste Fassung zunächst etwas wirken, und fühlen Sie in sich hinein. Dann wiederholen Sie das Ganze mit dem deutschen Satz und achten erneut darauf, welche Gefühle in Ihnen wach werden.

Bei der überwiegenden Mehrheit meiner Patienten löst der englische Satz kaum negative Gefühle aus, während die deutsche Version die Stimmung spürbar verschlechtert. Machen Sie sich bitte zudem bewusst, dass es wesentlich einfacher ist, einen aufkommenden Gedanken einmal zu übersetzen, als ihn immer wieder zu verdrängen. Vielleicht erahnen Sie ja bereits, welches Potenzial der Fremdsprachentrick auch für Sie bereithalten könnte, damit automatisiert ablaufende negative Gedanken schon bald der Vergangenheit angehören.

Funktioniert der Trick auch, wenn jemand mehrsprachig aufwächst?

Da diese Frage in unserer Praxis besonders häufig gestellt wird und wir dann grundsätzlich einen kleinen Test mit unseren Patienten machen, kann ich eindeutig mit Ja antworten. Es hat sich gezeigt, dass man in diesem Fall umso mehr zu einer Sprache tendiert, je dunkler die Gedanken werden. Wenn jemand also zum Beispiel mit Deutsch und Italienisch aufgewachsen ist und beide Sprachen fließend spricht, dann kann er durch gezielte Selbstbeobachtung feststellen, dass depressive, ängstliche oder zwanghafte Gedanken nur in einer der beiden Sprachen ablaufen. Positive Gedanken hingegen, wie zum Beispiel *Das habe ich gut gemacht!*, laufen überwiegend in der anderen Sprache ab.

Was macht man, wenn man keine zweite Sprache beherrscht?

Wie bereits angekündigt, funktioniert der Fremdsprachentrick selbst dann, wenn man keine weitere Sprache beherrscht. In diesem Fall verwenden Sie einfach einen anderen Dialekt. Wenn Sie aus Bayern sind, versuchen Sie sich vorzustellen, wie Ihre depressiven Gedanken auf Sächsisch klingen. Sind Sie aus Hamburg, dann probieren Sie es doch mal mit breitem Fränkisch oder Schwäbisch. Sie müssen schon bei dem Gedanken daran schmunzeln? Sehr gut! Denn etwas, das Sie zum Schmunzeln bringt, kann Sie nicht länger depressiv machen. Manchmal sind es die einfachen Dinge, die einen großen Effekt haben. Erinnern Sie sich daran, wenn Sie das nächste Mal wieder im Begriff sind, sich selbst schlechte Gefühle zu machen.

6.2 Die Notfallbox

Als junger Mann litt ich unter einer so starken Depression, dass ich zu unserem Hausarzt ging und ihn regelrecht anflehte, mir ein Antidepressivum zu verschreiben. Als ich die Tabletten endlich hatte, legte ich sie ganz vorne in meinen Badezimmerschrank, immer griffbereit für den Notfall. Bei besonders dunklen Gedanken jederzeit auf ein Medikament zurückgreifen zu können reduzierte meine Angst davor, vollständig die Kontrolle über mein Leben zu verlieren. Ich wusste damals weder, dass man diese Medikamente mindestens zwei Wochen lang einnehmen muss, bevor überhaupt ein positiver Effekt bemerkbar ist, noch, dass dieser nur bei 14 Prozent aller Betroffenen eintritt. Worüber ich jedoch Bescheid wusste, waren die möglichen Nebenwirkungen, weswegen ich letztlich auch keine einzige dieser Tabletten einnahm. Dennoch half allein schon der Gedanke, für den Notfall etwas zu haben, um mich ein wenig besser zu fühlen.

Nachdem ich vermeintlich für den schlimmsten aller Fälle vorgesorgt hatte, überlegte ich, was mir noch helfen könnte, um meine Stimmung zu verbessern. Gab es etwas, das bei mir in der Vergangenheit bereits gute Gefühle hervorgerufen hatte und das auch jetzt helfen könnte? Nach dem Motto »Viel hilft viel« nahm ich mir vor, für jeden meiner fünf Sinne etwas Aufmunterndes zu finden.

Für das HÖREN stellte ich mir eine Audiokassette zusammen, auf die ich all die Lieder überspielte, zu denen ich in guten Zeiten gerne getanzt hatte. Ich steckte sie in meinen Walkman, versorgte diesen noch mit frischen Batterien und legte ihn in eine Schuhschachtel, auf die ich in großen Buchstaben NOTFALLBOX geschrieben hatte.

Beim SCHMECKEN entschied ich mich für Lübecker Marzipan und ein paar Mozartkugeln, die, sicher verstaut in einer luftdichten Blechdose, ebenfalls in die Box wanderten.

Beim RIECHEN musste ich nicht lange überlegen. Mein erstes erotisches Abenteuer hatte ich während einer Urlaubsreise, und das Parfum, das die junge Frau damals trug, erinnerte mich jedes Mal lebhaft an diese schöne Begegnung. Also besorgte ich mir in einer Drogerie ein Pröbchen dieses Duftes.

Für das SEHEN wählte ich ein Foto. Auf dem etwas unscharfen Polaroidbild waren mein bester Freund, sein damaliger Hund und ich zu sehen, wie wir ausgelassen im Garten tobten. Noch heute, über 30 Jahre später, muss ich lächeln, wenn ich dieses Bild betrachte. Und das, obwohl man darauf kaum noch etwas erkennen kann, weil die Farben mittlerweile so verblasst sind.

Beim FÜHLEN, oder besser gesagt beim TASTSINN, musste ich am längsten überlegen. Weil mir damals nichts Besseres einfiel, fischte ich schließlich ein Stück Seide aus der Nähkiste meiner Mutter. Ich mochte das angenehm weiche und fließende Gefühl von Seide schon immer. Wenn ich die Augen schloss und mich ganz auf den Stoff in meinen Händen konzentrierte, gelang es mir zumindest für ein paar Minuten, meine Traurigkeit zu vergessen.

Als meine NOTFALLBOX endlich für jeden meiner Sinne etwas Angenehmes beherbergte, stellte ich sie unter mein Bett, immer in Reichweite für besagten Notfall. Schon damals machte ich dabei eine interessante Beobachtung. Um meine Box angemessen zu befüllen, hatte ich fast zwei Tage damit verbracht, intensiv darüber nachzudenken, was mir guttut. Das stand in krassem Gegensatz zu dem, wie ich meine Zeit ansonsten verbrachte. Nämlich damit, zu überlegen, warum es mir so schlecht ging. Und alleine dieser veränderte Fokus sorgte dafür, dass sich meine depressiven Symptome deutlich reduzierten.

Wann immer die Gefahr bestand, dass ich mich zu sehr in trüben Gedanken verlor, holte ich meine Notfallbox hervor, setzte meinen Walkman auf und drückte auf Play. Während ich einem Song nach dem anderen lauschte, naschte ich von den Süßigkeiten, roch an dem Parfum und fühlte die Seide in meiner Hand. Der Blick auf das Foto erinnerte mich zudem daran, dass ich nicht alleine war. Ich wurde selbst in meinen dunkelsten Zeiten geliebt und geschätzt. Meist reichten 15 bis 20 Minuten mit meiner Box, um mich wieder so weit zu stabilisieren, dass ich meine alltäglichen Aufgaben einigermaßen bewerkstelligen konnte. Nur den Walkman ließ ich meist noch länger auf, da ich bemerkte hatte, dass der positive Effekt der Box deutlich länger anhielt, wenn ich meine »Gute-Laune-Musik« weiterhörte. Zudem schien die positive Beschallung das Aufkommen neuer trüber Gedanken irgendwie zu verzögern. Selbst heute habe ich auf meinem Smartphone noch eine Playlist, die nur fröhliche Songs enthält, sowie einen Fotoordner mit lauter Bildern, die mich zum Schmunzeln bringen. Denn nicht nur bei Depression und Burnout ist die Aktivierung positiver Erinnerungen ein Gewinn, auch in ganz alltäglichen Stresssituationen hilft diese Methode, schnell wieder die Balance zu finden.

Wenn ich depressiven Patienten meine Geschichte erzähle und ihnen rate, sich ebenfalls eine Notfallbox anzulegen, höre ich oft den Einwand, dass sie sich einfach nicht dazu aufraffen könnten. Andere argumentieren, dass sie schlicht keine Lust hätten, sich fröhliche Musik anzuhören oder in schönen Erinnerungen zu schwelgen, wenn sie schlecht drauf seien. Es dennoch zu tun ist aber gerade in diesen Fällen besonders lohnenswert. Denn selbst das depressivste Gehirn muss alle Reize verarbeiten, denen es ausgesetzt wird. Und alleine schon dieser Verarbeitungsprozess sorgt dafür, dass wieder Teile des Gehirns mobilisiert werden, die bei Depressiven zu wenig aktiv sind.

Glauben Sie nicht alles, was Sie denken

Je länger man in einer Depression gefangen ist, umso eher lässt man sich zu der Aussage verleiten, überhaupt KEINE positiven Erinnerungen mehr zu haben. Wissen Sie noch, was ich über Generalisierungen gesagt habe? In diesem Fall haben Sie es mit einer besonders gefährlichen zu tun. Denn Sie glauben sich in solchen Momenten tatsächlich, dass dem so ist, und fangen deswegen gar nicht erst an zu suchen. Doch natürlich finden sich selbst im traurigsten Lebenslauf noch Momente, in denen ein bestimmter Song, ein betörender Duft oder auch ein besonderer Geschmack mit positiven Erinnerungen verknüpft wurde. Sobald man das Gehirn diesen Reizen erneut aussetzt, entsteht eine neurobiologische Kettenreaktion. Alle synaptischen Verbindungen, die einst beim Abspeichern der positiven Erinnerungen beteiligt waren, bekommen den Impuls, stärker und leistungsfähiger zu werden. Das geschieht übrigens selbst dann, wenn Sie sich anfänglich förmlich zwingen müssen, Ihre Notfallbox einzusetzen.

Wie stark der positive Effekt der Box ausfällt, ist von Fall zu Fall verschieden. Einigen geht es sofort spürbar besser, während andere zunächst kaum etwas merken. Sollten Sie zu Letzteren gehören, lassen Sie sich bitte nicht entmutigen. Auch wenn es sich anfänglich nicht so anfühlt, der stimmungsaufhellende Effekt setzt irgendwann ein. Und er wird umso stärker, je häufiger Sie sich den positiven Reizen aussetzen. Hierbei getrennt nach verschiedenen Sinneskanälen vorzugehen hat zudem noch zwei weitere Vorteile: Zum einen ist dies ein einfaches, aber äußerst effektives Achtsamkeitstraining. Zum anderen finden Sie auf diese Weise den Sinneskanal, der Ihnen die Tür für weitere Genesungsschritte öffnet. Depressive Gedanken laufen nämlich bevorzugt über den auditiven und den visuellen Kanal ab. Das, was Sie sich selbst erzählen, sowie das, was Sie vor Ihrem inneren Auge visualisieren, führt wesentlich häufiger zu schlechten Gefühlen als das, was Sie riechen, schmecken oder ertasten können.

Somit haben Sie in wenigstens einem der drei letztgenannten Sinneskanäle keine Übung darin, Traurigkeit zu erzeugen. Und genau diese Tatsache können Sie zu Ihrem Vorteil nutzen. Wenn es Ihnen nämlich gelingt, auch für diese Sinne etwas zu finden, das Ihre Stimmung aufhellt, dann haben Sie sprichwörtlich den »Fuß in der Tür«. Denn darüber bekommen Sie mit der Zeit auch einen neuen Zugang zu all jenen Sinneskanälen, bei denen die Depression bereits auf »Autopilot« läuft.

Die Verwendung der Notfallbox lässt sich gut mit archäologischen Ausgrabungsarbeiten vergleichen. Dreck und Schotter werden Schicht für Schicht abgetragen, damit immer mehr alte Schätze das Tageslicht erblicken können. Genauso fördert auch die regelmäßige Benutzung der Notfallbox immer mehr von den Gefühlen zutage, die bei depressiven Menschen verschüttgegangen sind, wie etwa Zuversicht, Dankbarkeit oder auch Lebensmut.

Ich hatte ja bereits in einem früheren Kapitel über die Neuroplastizität des Gehirns gesprochen. Es gilt mittlerweile als erwiesen, dass die Art und Weise, in der wir unser Gehirn benutzen, dieses auch strukturell verändert. So machen ständiges Grübeln und das andauernde Wälzen von Problemen unsere grauen Zellen noch leistungsfähiger darin, Traurigkeit zu empfinden. Neuroplastizität bedeutet aber auch, dass jede erneute Aktivierung von positiven Erinnerungen all jene neuronalen Verbindungen verstärkt und erneuert, die uns Zugang zu guten Gefühlen gewähren.

Die fünf Techniken in diesem Kapitel sind so aufgebaut, dass Sie schnell und mit möglichst wenig Kraftaufwand erste Erfolge erzielen können. Sollten Sie aufgrund der vorangegangenen Kapitel bereits bestimmte Medikamente ausgetauscht oder Ihre Ernährungsgewohnheiten verändert haben, besteht zudem die große Wahrscheinlichkeit, dass Sie schon mehr für Ihre psychische Gesundheit getan haben, als Sie vielleicht aktuell spüren. Oft führt gerade die Kombination verschiedener Lösungsansätze dazu, dass eine heilsame Dynamik in Gang gesetzt wird, die Sie im Laufe einiger Wochen wieder in einen fröhlichen und kraftvollen Menschen verwandelt. Also bleiben Sie dran und vertrauen Sie darauf, dass das, was schon so viele vor Ihnen wieder gesund gemacht hat, auch bei Ihnen bald erste Früchte tragen wird.

6.3 Die Macht des Reframings

Bereits am Anfang dieses Buches bin ich auf die überaus hilfreiche Technik des Reframings eingegangen. Der Begriff stammt vom englischen Wort frame (Rahmen) ab. Reframing bedeutet demnach, etwas neu »einzurahmen« und ihm somit eine neue Bedeutung zu geben. Gesteht man einem Ereignis mehrere Bedeutungen zu, anstatt sich mit der zu begnügen, die einem als Erstes einfällt, kann man häufig feststellen, dass eine Umdeutung ebenso richtig und sinnvoll sein kann.

Wenn Sie zum Beispiel versehentlich Ihr Essen versalzen haben, dann ist das natürlich ärgerlich. Es kann aber auch bedeuten, dass es Ihnen dadurch leichter fällt, sich an Ihren neuen Diätplan zu halten. Das Positive im Negativen zu suchen ist der Grundgedanke jedes Reframings. Dabei geht es keineswegs nur darum, sich alles schönzureden, die positive Bedeutung existiert ja tatsächlich. Wir müssen uns dessen nur bewusst sein, dann haben wir einen äußerst effektiven Schutz gegen negative Gefühle und sogar Depressionen. Allerdings ist nicht jedes Reframing so einfach zu akzeptieren, wie das eben genannte Beispiel. Anhand von drei Fällen aus unserer Praxis möchte ich Ihnen zeigen, dass es sich dennoch lohnen kann, selbst in schwierigen Situationen folgende Frage zu stellen:

»Was kann das noch bedeuten?«

Beispiel 1:
Herr M. hatte durch eine nicht erkannte Depression seine Arbeit so sehr vernachlässigt, dass ihm gekündigt wurde. Das Erste, was ihm daraufhin durch den Kopf ging, war:

»Zuerst machen sie einem so lange Druck, bis man nicht mehr kann, und wenn man dann zusammenklappt, setzen sie einen einfach vor die Tür.«

Kein Wunder also, dass Herr M. die Kündigung als ungerecht und menschenverachtend empfand und dadurch noch tiefer in die Depression abrutschte. Seine Frau, die ihn zur ersten Sitzung in unsere Praxis begleitete, hatte schon vor Jahren erkannt, dass ihr Mann in seiner Arbeit nicht mehr glücklich war. Dennoch hatte er sich nicht dazu aufraffen können, sich anderweitig zu bewerben. Stattdessen »funktionierte« er weiterhin, was ihn Jahr für Jahr tiefer in die Depression führte. Die Kündigung war dann letztlich der Tropfen, der das Fass zum Überlaufen brachte. Statt Dankbarkeit für sein aufopferndes Verhalten zu bekommen, erhielt er einen Tritt in den Hintern. Doch war es wirklich nur das? Welche Bedeutung konnte die Kündigung noch haben? War sie nicht auch eine Art Befreiung? Hatte sein Arbeitgeber ihm nicht nur einen längst überfälligen Schritt abgenommen, den er selbst nicht gehen wollte oder konnte? Hier passt das Sprichwort: *Lieber ein Ende mit Schrecken als ein Schrecken ohne Ende.*

Immerhin hatte er nun die Möglichkeit, sich eine Arbeitsstelle zu suchen, in der ihm die Wertschätzung entgegengebracht wurde, die er schon so lange vermisste. Der reframte Gedanke könnte somit lauten:

»Ich kann dankbar sein, dass sie mich rausgeschmissen haben. Von selbst hätte ich nie gekündigt, und das, obwohl ich mich schon seit Jahren nicht mehr wohlfühle. Jetzt habe ich endlich genügend Zeit, um mir einen Job zu suchen, der mir wirklich guttut.«

Doch das war längst nicht alles. Herr und Frau M. erzählten mir während der ersten Sitzung nämlich auch, dass sie vorhatten, ihren Lebensabend in Schweden zu verbringen. Während früherer Urlaube hatten sie sich in dieses Land verliebt, und sobald Herr M. in Rente wäre, wollten sie ihre Zelte abbrechen und umsiedeln. Dies führte zu einem zweiten, fast noch beeindruckenderen Reframing:

»Dank der Kündigung können wir zwölf Jahre früher als geplant nach Schweden ziehen. Ob ich mir hier oder dort einen neuen Job suche, ist das Gleiche. Zudem herrscht in Schweden ein großer Facharbeitermangel, und es gibt sogar Förderprogramme, um Arbeitskräfte aus Deutschland anzulocken.«

Merken Sie, wie anders sich neue Bezugsrahmen für ein und dasselbe Ereignis anfühlen können? Dabei waren alle drei Gedanken, der ursprüngliche sowie die beiden reframten, für sich betrachtet richtig und nachvollziehbar. Doch während der erste Gedanke eine bereits bestehende Depression noch weiter verschlimmert hätte, boten die beiden anderen Lösungen an, die zu einer deutlichen Steigerung der Lebensqualität führten. Denn tatsächlich fand Herr M. als Maschinenschlosser mit langjähriger Berufserfahrung in Schweden problemlos eine gut bezahlte Anstellung. Das Reframing verwandelte somit die Frustration über die Kündigung zunächst in Zuversicht und im weiteren Verlauf sogar in Dankbarkeit. Dankbarkeit dafür, dass Herr M. buchstäblich zu seinem Glück gezwungen wurde.

Beispiel 2:
Frau S. wurde von ihrem Mann zum wiederholten Mal betrogen. Als sie die Affäre bemerkte, brach sie förmlich zusammen und dachte:

»Er hat mir mein Leben versaut. Ich werde ihm nie mehr vertrauen können. Egal wie sehr ich mich auch anstrenge, er wird immer wieder was mit anderen Frauen anfangen.«

Natürlich darf man so einen Schock erst mal verdauen, ebenso wie die Kündigung aus dem Beispiel zuvor. Doch sobald man wieder ein bisschen klar denken kann, lohnt sich auch in diesem Fall die Frage: *Was kann diese Affäre noch bedeuten?* So könnte Frau S. sich zum Beispiel endlich eingestehen, dass sie mit einem notorischen Lügner zusammen war. Und sie könnte sich fragen, ob sie ihren weiteren Lebensentwurf wirklich auf so viel Unsicherheit aufbauen möchte. Der reframte Gedanke, auf den wir uns schließlich einigten, war:

»Seine erneute Affäre gibt mir endlich die Sicherheit, dass es richtig ist, die Beziehung zu beenden. Ich will nicht noch mehr Zeit verlieren, sondern eine Familie mit einem Mann gründen, auf den ich mich wirklich verlassen kann. Zudem weiß ich nun, dass ich mich mehr auf mein Bauchgefühl verlassen darf. Ich hatte bei dieser Beziehung von Anfang an ein komisches Gefühl, wollte es aber einfach nicht wahrhaben. Nächstes Mal bin ich schlauer.«

So wie jeder Fehler immer auch eine Chance für weiteres Wachstum ist, führt auch ein Reframing häufig zu Erkenntnissen, die uns ansonsten verborgen geblieben wären. Wenn Sie noch ungeübt darin sind, »scheinbar« offensichtliche Gedanken zu reframen, können Sie auf einen kleinen Trick zurückgreifen. Er besteht darin (wie bei *The Work*), exakt das Gegenteil von dem zu formulieren, was bislang Ihre Überzeugung war. Im nächsten Schritt suchen Sie dann intensiv nach Hinweisen dafür, ob auch diese gegenteilige Aussage wahr sein könnte. Sie wären erstaunt, wenn Sie wüssten, wie oft dadurch zumindest in unserer Praxisarbeit Wahrheiten zum Vorschein kommen, die buchstäblich alles verändern.

Beispiel 3:
Frau W. wurde bereits zwei Wochen, nachdem sie ihre neue Stelle angetreten hatte, von ihrem Chef gemobbt. So nett er am Anfang zu ihr war, so sehr hackte er nun wegen jeder Kleinigkeit auf ihr herum.

Dabei waren ihre Leistungen mindestens so gut wie die ihrer Kollegen. Da es auch sonst keinen Anlass gegeben hatte, der das Verhalten ihres Chefs rechtfertigen könnte, fiel ihr nur eine logische Erklärung ein:

»Der kann mich einfach nicht leiden.«

Dabei hatte Frau W. in den ersten Tagen sogar das Gefühl gehabt, mit ihrem Chef regelrecht auf einer Wellenlänge zu sein. Hätten sein Ehering und das Kinderfoto auf seinem Schreibtisch nicht eindeutig darauf hingewiesen, dass er bereits vergeben war, hätte es zwischen den beiden ohne Weiteres funken können. Doch davon war jetzt keine Rede mehr. Sobald er in Sichtweite war, vergrub sie sich tief in ihrer Arbeit und hoffte inständig, er möge sie nicht ansprechen. Entsprechend irritiert war sie, als ich ihr ein Reframing vorschlug, das ihre Überzeugung exakt ins Gegenteil verwandelte:

»Ihr Chef hat sich in Sie verliebt.«

Ich bat sie, alles, was sie bisher mit ihm erlebt hatte, noch einmal zu überdenken, und zwar unter der Annahme, dass dieses Reframing der Wahrheit entspreche. Sofort fiel ihr die Anspielung einer Kollegin ein, die bereits am zweiten Arbeitstag grinsend bemerkte, dass der Chef wohl ein Auge auf die Neue geworfen habe. Zudem erinnerte sie sich daran, dass binnen weniger Wochen die Anzahl der Familienfotos auf seinem Schreibtisch von einem auf vier angewachsen war. Fast so, als müsse er aller Welt beweisen, dass er in festen Händen war. Je länger sie überlegte, umso mehr Details fielen ihr ein, die allesamt dafürsprachen, dass das Reframing gar nicht so aus der Luft gegriffen sein könnte.

Als sie am nächsten Tag wieder zur Arbeit ging, nahm sie sich vor, sich nicht mehr vom Verhalten ihres Chefs verunsichern zu lassen. Sie wollte wieder genauso fröhlich und unbeschwert mit ihren Kollegen umgehen wie am ersten Arbeitstag. Dazu gehörte auch, dass sie wieder mit ihrem Chef flirtete, und zwar nicht trotz, sondern gerade wegen seines ablehnenden Verhaltens. Binnen weniger Tage verloren die Mobbingattacken des Chefs an Intensität und wichen zunehmend einem freundlicheren Tonfall. Als zwei Monate später die Weihnachtsfeier anstand, kamen die beiden sich nach reichlich Glühwein so nahe, dass er ihr endlich gestand, sich tatsächlich in sie verliebt zu haben. Da er sich aber als verheirateter Mann mit zwei kleinen Kindern zugleich für seine Gefühle schämte, hatte er versucht, sie durch sein Verhalten so weit wie möglich auf Abstand zu halten.

Gedanken, die depressiv stimmen, zu reframen ist eine Fähigkeit, die trainiert werden darf. Wie bei jeder anderen Kompetenz auch macht die Übung den Meister. Doch die Mühe lohnt sich, denn bereits das erste erfolgreich durchgeführte Reframing sorgt für bessere Gefühle. Wenn Sie jetzt noch lernen, Ihr Gehirn öfter wie eine Google-Suchmaschine zu benutzen, dann haben Sie schon eine ganze Reihe von effektiven Werkzeugen, die Sie dabei unterstützen können, Depression und Burnout aus eigener Kraft zu überwinden.

6.4 Benutzen Sie Ihr Gehirn wie Google

Stellen Sie sich vor, Sie hätten Zugang zu einem Hochleistungscomputer sowie zur leistungsfähigsten Suchmaschine, die je entwickelt wurde. Egal was Sie wissen wollen, die Antwort kommt sofort. Es gibt nur eine Einschränkung: Das Programm beantwortet ausschließlich die Fragen, die Sie stellen. Wenn Sie zum Beispiel fragen, was Menschen depressiv macht, dann listet es Tausende von Konstellationen auf, die zu einer Depression führen können. Es wird aber keinen einzigen Vorschlag machen, wie Sie diese Depression überwinden oder schon im Vorfeld verhindern können. Denn danach haben Sie schlicht nicht gefragt. Wenn ich Ihnen jetzt verrate, dass Sie längst im Besitz eines solchen Hochleistungsrechners samt ausgeklügelter Software sind, dann erahnen Sie natürlich sofort, wovon ich spreche: von Ihrem Gehirn. Denn tatsächlich kennen wir in dem uns bekannten Universum nichts Komplexeres und Leistungsfähigeres als das menschliche Gehirn.

Mindestens 86 Milliarden Nervenzellen, untereinander verbunden durch über 100 Billionen Synapsen, steuern uns in einer Art und

Weise, die selbst die nüchternsten Forscher über die Existenz eines Gottes nachdenken lässt. Doch diese Leistungsfähigkeit hat auch ihren Preis. Je mehr Auswahl man hat, umso leichter verliert man den Überblick. Wer viel googelt, weiß, wovon ich spreche. Wer versuchen würde, jeden einzelnen Eintrag durchzulesen, der bei einer Google-Suche erscheint, wäre binnen kürzester Zeit überfordert und wahrscheinlich noch ratloser als vorher. Echte Google-Profis überfliegen grundsätzlich nur die Ergebnisse der ersten Seite. Falls nicht sofort ein vielversprechender Eintrag erscheint, verändern sie lieber mehrfach ihre Suchanfrage, anstatt etwas zu lesen, das die Frage, die sie gestellt haben, nicht auf den Punkt beantwortet.

Bessere Fragen bringen bessere Ergebnisse

Auch unser Gehirn fokussiert sich nur auf die Fragen, die wir uns selbst stellen. Wenn also Grübeln nicht zu dem Ergebnis führt, das Sie gerne hätten, dürfen Sie es genau wie beim Googeln mit einer besseren Frage versuchen. Dazu ein Beispiel: Auf die Frage *Warum geht es mir nur so schlecht?* kann Ihr Gehirn bestenfalls eine Auflistung von Dingen liefern, die in Ihrem Leben noch verbesserungsbedürftig sind. Je mehr »Defizite« Sie dabei finden, umso schlechter fühlen Sie sich.

Falls Sie sich die Frage schon häufiger gestellt haben, fällt die Antwort übrigens noch unbefriedigender aus. Denn, ebenso wie Google, lernt Ihr Gehirn ständig dazu. Führt eine wiederholte Frage nicht zu einer zufriedenstellenden Lösung, reduziert Ihr Gehirn die Antwort auf ein schlichtes *Ich weiß es nicht*. Sollte diese unbefriedigende Antwort auch bei Ihnen schon des Öfteren aufgetaucht sein, wird es höchste Zeit, bessere Fragen zu stellen. Zum Beispiel diese:

»Wie ist es anderen gelungen,
dieses seelische Tief zu überwinden?«

Da das Buch, das Sie gerade lesen, genau auf Basis dieser Frage entstanden ist, habe ich gute Nachrichten für Sie: Sie sind bereits auf dem besten Weg, Ihren ganz persönlichen Weg aus Depression oder Burnout heraus zu finden. Denn all die Fragen, die Ihnen bereits während des Lesens durch den Kopf gegangen sind, haben schon mehr an der Struktur Ihres Gehirns verändert, als Sie sich womöglich vorstellen können. Und auch wenn ich nicht weiß, was Sie bislang alles durchleiden mussten, so weiß ich doch eines mit Sicherheit: Wenn Ihnen die Arbeit mit meinem Buch bis zum jetzigen Zeitpunkt auch nur ein klein wenig Hoffnung gegeben hat, dann sind Sie auf dem richtigen Weg. Am Anfang mögen Ihnen die Schritte klein und unscheinbar vorkommen, aber es geht dennoch voran. Bleiben Sie jetzt dran, dann werden sowohl die einzelnen Schritte als auch die Geschwindigkeit, mit der sich Ihr Lebensgefühl verbessert, kontinuierlich größer.

Die einfachsten Techniken sind die besten

Je länger jemand bereits in einem seelischen Tief gefangen ist, umso seltener hat er die Kraft, selbst noch aktiv etwas an seiner Situation zu verändern. Deshalb gilt: Je einfacher eine Technik ist, umso besser ist sie. Nur etwas, das sich auch mit wenig Energie umsetzen lässt und dennoch zu deutlichen Erfolgen führt, hat das Potenzial, Betroffene so weit zu aktivieren, dass sie auch weitere Schritte aus eigener Kraft gehen wollen. Eine dieser einfachen Techniken ist das Stellen besserer Fragen. Tony Robbins, immerhin einer der erfolgreichsten Motivationstrainer weltweit, hat dazu einmal treffend gesagt:

> *Erfolgreiche Menschen stellen bessere Fragen – und als Resultat erhalten sie bessere Antworten.*

Das Gleiche gilt für glückliche und ausgeglichene Menschen. Auch sie haben die Qualität ihres Lebens der Qualität der Fragen zu verdanken, die sie sowohl sich selbst als auch anderen täglich stellen. Dabei ist es gar nicht so kompliziert, bessere Fragen zu stellen, wie Sie vielleicht glauben. Für den Anfang reicht es vollkommen, wenn Sie nur diese eine Regel befolgen:

Verzichten Sie auf WARUM-Fragen.

WARUM-Fragen bringen Sie nämlich nur selten weiter. WER-WIE-WAS-Fragen hingegen führen oft zu Ideen, die Sie wirklich voranbringen. Fragen Sie also zukünftig statt »WARUM bin ich nur so traurig?« lieber:

- WER in meiner Nähe lebt schon das Leben, das ich auch gerne hätte?

- WIE hat derjenige das geschafft?

- WAS hat er dafür getan, und WAS davon könnte ich selbst jetzt schon tun?

Sollte Ihr Gehirn übrigens auf die letzte Frage »noch« spontan mit NICHTS antworten, dann ist das nicht weiter schlimm. Denn zum einen wissen Sie ja nun, dass es sich bei »nichts« um eine Generalisierung handelt, die somit weder wahr noch hilfreich ist. Und zum anderen beweist diese spontane »Hilflosigkeit« lediglich, dass Ihr Gehirn noch zu stark einseitig vernetzt ist und deswegen schneller negative Gedanken liefert als positive. Die Betonung liegt auf »noch«, weil Ihr Gehirn ja ausnahmslos alles automatisiert, was Sie regelmäßig denken. Es ist somit nur noch eine Frage der Zeit, bis auch bei Ihnen die Beschäftigung mit besseren Wer-wie-was-Fragen automatisch zu positiveren und lösungsorientierten Gedanken führt.

Ein Fallbeispiel: Vor gut einem Jahr kam ein 28-jähriger Mann zu mir in die Praxis, der neben schweren Angstattacken auch unter einer mittelschweren Depression litt. Fünf Jahre lang war er einem Job nachgegangen, der ihm zwar keinen Spaß machte, der aber wenigstens gutes Geld brachte und zudem nicht sonderlich anstrengend war. Doch obwohl er sich von Tag zu Tag lustloser zur Arbeit schleppte, war er nicht bereit, sich anderweitig zu bewerben oder zumindest weiterzubilden, um so mehr Chancen auf dem Arbeitsmarkt zu haben. Irgendwann zog seine Psyche dann die Notbremse, und die Diagnose »generalisierte Angststörung« und »Depression« zwang ihn dazu, letztlich doch den Job an den Nagel zu hängen.

Zu Hause wurde ihm bewusst, dass er im beruflichen Kontext jahrelang nur darüber nachgedacht hatte, was er alles NICHT WOLLTE. Allerdings fühlte er sich jetzt, seit die belastende Arbeitssituation nicht mehr existierte, keineswegs besser. Die Frustration war lediglich Selbstzweifeln und einem Gefühl der Leere gewichen, und er begriff, dass er nie wirklich darüber nachgedacht hatte, welche berufliche Tätigkeit ihm wirklich Spaß machen würde. Das einzige Ziel, das er einmal formuliert hatte, hieß: Gutes Geld verdienen, ohne sich dabei kaputt zu schuften. Und genau dieses Ziel hatte er ja mit dem alten Job erreicht, nur dass es ihn nicht zufrieden oder gar glücklich gemacht hatte. Als er schließlich bei uns in der Praxis Rat suchte, ließ ihn in erster Linie diese Frage nicht mehr los:

»Warum fällt mir einfach nichts ein,
was mir beruflich Spaß machen könnte?«

Ich antwortete: Weil die Frage schon falsch ist. Formulieren Sie stattdessen doch mal ein paar Wer-wie-was-Fragen, wie zum Beispiel:

- WER kann mir helfen herauszufinden, was ich beruflich machen soll?
- WIE finde ich meine Berufung?
- WAS für Techniken gibt es, um herauszufinden, was mir wirklich liegt?

Ich notierte die drei Fragen für ihn auf einem Blatt und gab ihm die Aufgabe mit nach Hause, sie bei Google einzugeben und jeden Abend eine Stunde die Ergebnisse zu studieren. Zudem empfahl ich ihm das Buch *Mach, was Du willst – Design Thinking fürs Leben* von Bill Burnett und Dave Evans.

Als er drei Wochen später deutlich kraftvoller zu unserer nächsten Sitzung erschien, präsentierte er mir stolz das Buch und berichtete, er wisse jetzt, was er machen wolle. Seine berufliche Zukunft liege im selbstständigen Entwerfen und Erstellen von Webseiten.

Was mich jedoch noch mehr überraschte als dieses Ergebnis, war die Art, mit der er seine nächste Frage stellte. Er blickte mir fest in die Augen und sagte: »Herr Bernhardt, haben Sie eine Idee, WIE ich das nötige Handwerkszeug für meinen neuen Beruf so schnell und so preiswert wie möglich erlernen kann?« Ich lächelte und gab zurück: »Das nenne ich mal eine wirklich gut formulierte Frage! Und JA, ich habe tatsächlich einen guten Tipp für Sie.« Ich empfahl ihm, sich auf der Online-Lernplattform udemy.com ein paar Videoworkshops zum Thema »mit Wordpress Webseiten erstellen« anzusehen. Zudem sollte er sich auf derselben Seite über Google-AdWords und SEO-Optimierung informieren.

Sollten das jetzt alles »böhmische Dörfer« für Sie sein, dann kann ich Sie beruhigen. Auch der junge Mann hatte noch nie etwas davon gehört. Viele Lernvideos auf udemy.com sind für absolute Laien konzipiert. Man muss weder irgendwelche Vorkenntnisse haben noch besonders schlau sein, um seinen privaten und beruflichen Horizont auf diese Weise zu erweitern. Alles, was man braucht, ist eine halbe Stunde Zeit pro Tag und zumindest die grundlegendsten Computerkenntnisse. Wer mit Google oder YouTube klarkommt, der kann auch bei udemy.com sofort loslegen.

Die Entwicklung, die der junge Mann innerhalb der nächsten vier Monate durchlief, ist ein Paradebeispiel dafür, was passieren kann, wenn man sich nicht mehr von seinen limitierenden Glaubenssätzen behindern lässt und einfach mal loslegt. In diesem Zeitraum lernte er mit einem Kapitalaufwand von gerade mal 80 Euro so viel über das Erstellen von Webseiten, dass er sowohl für die Boutique seiner Schwester als auch für den Handwerksbetrieb seines Onkels eine wirklich tolle Online-Präsenz erstellen konnte. Da er sich mittlerweile auch mit Google-AdWords auskannte, organisierte er überdies die Online-Werbung für die beiden. Dies führte in beiden Fällen zu so deutlichen Umsatzsteigerungen, dass immer mehr Freunde und Bekannte auf die Idee kamen, sich ebenfalls eine Webseite von ihm erstellen oder zumindest ihr Onlinemarketing von ihm optimieren zu lassen.

Ein knappes Jahr, nachdem er zum ersten Mal unsere Praxis betreten hatte, leitete er von seinem Wohnzimmer aus eine erfolgreiche Webseitenagentur. Er genoss es, sich seine Arbeitszeit frei einteilen zu können, und sein durchschnittlicher Verdienst war, bei ähnlich langen Arbeitszeiten, auf das Dreifache seines früheren Gehalts angewachsen. Und die psychischen Probleme? Die verschwanden schon während der viermonatigen Lernphase ganz von selbst und waren seitdem auch nicht wiedergekehrt. Denn jetzt machte er etwas, das ihn wirklich begeisterte und ihm zudem die Anerkennung brachte, die er in seinem alten Job so sehr vermisst hatte.

6.5 Raus aus der Generalisierungsfalle

Welche Macht innere Dialoge auf unser Wohlbefinden haben, wurde in den vorangegangenen Kapiteln ja bereits eingehend behandelt. Falls Sie bezweifeln, dass Sie die Art, in der Sie mit sich selbst reden, mal eben komplett verändern können, dann haben Sie recht. Das geht nicht, und das ist auch gar nicht nötig. Denn bereits ganz kleine Veränderungen machen einen gewaltigen Unterschied.

Einer dieser kleinen Schritte ist der Verzicht auf Generalisierungen. Dazu müssen Sie erst mal nichts weiter tun, als darauf zu achten, wann Sie das Wort MAN verwenden. Denn »man« überträgt Ihre persönlichen Glaubenssätze auf die Allgemeinheit und baut so scheinbar unüberwindbare Hindernisse auf. Wenn ich zum Beispiel einem Patienten, der ganz offensichtlich unglücklich in seinem Beruf ist, vorschlage, dass er sein Hobby zum Beruf machen könnte, dann höre ich in den allermeisten Fällen sofort:

»Davon kann MAN nicht leben.«

So hatte ich erst kürzlich den Fall, dass jemand am liebsten den ganzen Tag mit Hunden verbracht hätte. Dennoch hatte der Mann nie ernsthaft in Erwägung gezogen, genau das zu seinem Beruf zu machen. Der oben genannte Glaubenssatz hatte ein ernsthaftes Nachdenken darüber bislang immer wieder erfolgreich verhindert. Deshalb bat ich ihn im ersten Schritt, zuerst einmal die Generalisierung »man« durch das Wörtchen »ich« zu ersetzen. Was dann passierte, war überaus interessant:

Patient: »Davon kann *man* nicht leben.«

Klaus Bernhardt: »Bitte ersetzen Sie das *man* mal durch *ich*.«

Patient: »Davon kann *ich* nicht leben.«

Klaus Bernhardt: »Woher wollen Sie das wissen? Gibt es denn andere Menschen, die davon leben können? Dogsitter, Hundetrainer oder Betreiber einer Tierpension zum Beispiel?«

Patient: »Ja klar, es gibt sicher auch Menschen, die davon leben können. Aber dazu fehlt mir die Ausbildung und der Platz.«

Klaus Bernhardt: »Als Dogsitter brauchen Sie weder eine Ausbildung noch Platz. Und zum Hundetrainer kann man sich auch in seiner Freizeit ausbilden lassen.«

Patient: »Ja, aber Dogsitter verdienen nun wirklich kein Geld.«

Klaus Bernhardt: »Woher wollen Sie das wissen? Haben Sie schon mit einem gesprochen?«

Patient: »Nein, noch nicht. Aber das ist doch offensichtlich. Ich kann mir nicht vorstellen, dass irgendjemand viel Geld dafür bezahlt, dass jemand anders mit seinem Hund spazieren geht.«

Klaus Bernhardt: »Stimmt! Sie konnten, oder besser gesagt, Sie wollten es sich bislang nicht vorstellen. Deswegen haben Sie sich nie ernsthaft damit beschäftigt. Bei meinen Spaziergängen im Grunewald treffe ich öfter einen Dogsitter. Er ist fünf Tage die Woche mit fünf oder sechs Hunden unterwegs. Ich habe ihn mal gefragt, was er für seinen Auslaufservice verlangt. Er geht zwei Stunden mit den Hunden und nimmt dafür inklusive Abhol- und Bring-Service 20 Euro pro Auslauf. Das heißt, er hat einen täglichen Arbeitsaufwand von ca. drei Stunden und verdient damit 100 bis 120 Euro pro Tag. Bei 20 Arbeitstagen im Monat macht das 2000 bis 2400 Euro. Und das bei einer effektiven Arbeitszeit von gerade mal 15 Stunden pro Woche.«

Patient: »Wie bitte? Das sind ja nur 400 Euro weniger, als ich verdiene. Nur dass ich dafür 20 Stunden mehr pro Woche arbeiten muss.«

Und nun raten Sie mal, womit dieser Mann inzwischen sein Geld verdient.

Generalisierungen machen blind und taub

Der nächste Satz besteht gerade mal aus fünf Wörtern, dennoch sorgt kaum ein Glaubenssatz für mehr unnötiges Leid als dieser:

»Da kann man nichts machen.«

Wie schnell sagt sich so was dahin. Wenn der Chef unsympathisch ist, die Arbeit keinen Spaß macht, die Beziehung zum Alltagstrott verkommen ist oder das Geld mal wieder nicht reicht. Sobald es jedoch heißt: *Da kann ICH nichts machen*, oder besser noch: *Da WILL ICH nichts machen*, sieht die Sache schon ein wenig anders aus. Denn natürlich gibt es auch Chefs, die nett sind, und sogar Arbeit, die richtig Spaß macht. Auch Beziehungen, die selbst nach Jahren noch richtig toll sind, kenne ich zur Genüge, und Möglichkeiten, um sich etwas dazuzuverdienen, habe ich in diesem Buch ebenfalls ausführlich beschrieben. Mithilfe der Wer-wie-was-Fragen und ein klein wenig Übung werden auch Sie schon bald in der Lage sein, für nahezu jedes Problem eine Lösung zu finden. Allerdings NUR, wenn Sie Ihr Gehirn nicht vorher durch ein unbedachtes *Da kann MAN nichts machen* ausschalten. Die Generalisierung »man« macht Sie buchstäblich blind und taub für all die Möglichkeiten, die sich in Ihrem Leben bieten, denn sie verwandelt falsche Glaubenssätze in scheinbar allgemeingültige Regeln, die einen zum Ausharren in unangenehmen Situationen nötigen.

»Immer« stimmt »nie«

Weitere Generalisierungen sind die Wörter IMMER, STÄNDIG, DAUERND, ALLE, JEDER, NIEMALS, NIEMAND sowie KEINER, KEINE und NIE.

Deshalb entspricht der Satz *Du hörst mir NIE zu* mit an Sicherheit grenzender Wahrscheinlichkeit nicht der Wahrheit. Selbst der unachtsamste Mensch wird Ihnen schon öfter zugehört haben, als Sie vermutlich zählen können. Wenn Sie ihm also an den Kopf werfen, dass er NIE zuhört, dann wird er schon deshalb bockig reagieren, weil er ganz genau weiß, dass das so nicht stimmt. Keine gute Einleitung für ein womöglich wichtiges Gespräch.

Jedes der oben genannten Wörter »generalisiert« und macht aus vereinzelt oder auch gehäuft auftretenden Ereignissen »scheinbare« Regeln ohne Ausnahme. Sobald man einen Menschen mit einer Generalisierung anspricht, fühlt er sich zu Recht falsch wahrgenommen, eingeschätzt oder gar beschuldigt. Deswegen enden Gespräche, in denen viel generalisiert wird, oft im Streit oder mit dem Rückzug einer Partei.

Noch mehr Generalisierungen

Besonders sinnlos sind Generalisierungen, bei denen Menschen pauschal mit einem Sammelbegriff zusammengefasst werden, wie zum Beispiel: DIE DEUTSCHEN, DIE AMERIKANER, DIE HANDWERKER, DIE ÄRZTE oder auch DIE BMW-FAHRER.

Überprüfen Sie doch selbst einmal, ob irgendeiner dieser Sätze auch nur annähernd als Basis für ein ernsthaftes Gespräch taugt: »Amerikaner sind oberflächlich«, »BMW-Fahrer fahren besonders aggressiv« oder »Ärzte verschreiben sofort Antidepressiva«. Wer so verallgemeinert, stößt Menschen vor den Kopf und verhindert schon durch seine ersten Worte jede vernünftige Diskussion. Denn natürlich gibt es auch in Amerika genügend Menschen mit Tiefgang, ebenso wie viele BMW-Fahrer überaus rücksichtsvoll und vorausschauend fahren. Und auch die Anzahl der Ärzte, die Antidepressiva nur noch im allergrößten Notfall verschreiben, steigt kontinuierlich an, weil inzwischen selbst renommierte Klinikleiter zugeben, dass die Pharmaindustrie sie über Jahrzehnte hinweg getäuscht hat.

Deshalb mein Tipp: Ersparen Sie sich und Ihrer Umwelt Generalisierungen, wo immer Sie können. Sehen Sie es nicht als Maßregelung, sondern eher als Chance, die Qualität Ihrer alltäglichen Gespräche auf ein völlig neues Niveau zu heben. Als wir in unserer Familie damit angefangen haben, wurde ein regelrechtes Spiel daraus, bei dem wir alle viel zu lachen hatten. Jeder, egal ob Kind oder Erwachsener, durfte sofort jeden korrigieren, bei dem er eine Generalisierung bemerkte. Und auch, wenn wir in der Anfangszeit kaum drei Sätze aneinanderreihen konnten, ohne unterbrochen zu werden, so bemerkten wir doch schnell, dass die Gespräche produktiver, liebevoller und auch zielführender wurden. Vor allem wenn das Wörtchen »man« durch »ich« ersetzt wurde, geschah es häufig, dass wir schon im Reden stockten, weil uns klar wurde, wie lange wir den ein oder anderen limitierenden Glaubenssatz bereits mit uns herumgeschleppt hatten, ohne überhaupt zu bemerken, dass es einer war.

Generalisierungen sind Zeit- und Energiediebe. Wie viel sie einem tatsächlich stehlen, kann nur jemand beurteilen, der dieses »Diebesgesindel« mal für ein paar Tage gemieden hat, so gut er konnte. Natürlich schafft es niemand, alle Generalisierungen zu vermeiden. Weswegen sich im vorangegangenen Satz gleich zwei dieser Gauner eingeschlichen haben, nämlich NIEMAND und ALLE. Doch darum geht es auch gar nicht. Alleine das Wissen darum, dass es Generalisierungen gibt und dass diese uns häufig daran hindern, aktiv unser Schicksal in die Hand zu nehmen, bewirkt schon kleine Wunder. Und genau so ein kleines Wunder wünsche ich Ihnen von Herzen, damit auch Sie schon bald wieder voller Leichtigkeit und Freude Ihr Leben so gestalten können, wie es für Sie gut und richtig ist.

Nachwort

Auch wenn dieses Buch in der Ichform geschrieben wurde, so arbeite ich dennoch nicht alleine. In unserer Praxis in Berlin werde ich sowohl von meiner wundervollen Frau als auch von vier weiteren tollen Kollegen tatkräftig unterstützt. Alle Erkenntnisse und positiven Erfahrungsberichte basieren auf Teamwork sowie dem regelmäßigen Austausch mit anderen Therapeuten, Ärzten und Wissenschaftlern. Ohne diese Form des interdisziplinären Denkens und Zusammenarbeitens gäbe es weder dieses Buch noch dessen Vorgänger. Mein Dank gilt daher all meinen Kollegen, meinem ganzen Praxisteam und natürlich auch jeder einzelnen Leserin und jedem einzelnen Leser, die durch ihre Rückmeldungen dazu beigetragen haben, dass Sie dieses Buch heute in den Händen halten können.

Falls Sie selbst Psychotherapeut, Arzt oder Heilpraktiker sind und sich eingehender mit unserem Therapieansatz beschäftigen wollen, dann kontaktieren Sie uns gerne unter: info@Institut-moderne-Psychotherapie.de.

Wir bieten auch dieses Jahr wieder eine Reihe interessanter Fortbildungen zu den Themen Angst, Depression und Burnout an und freuen uns, wenn auch Sie gemeinsam mit uns daran arbeiten möchten, Menschen mit psychischen Erkrankungen schneller und nachhaltiger zu helfen, als das bislang möglich war.

Herzlichst
Ihr

Klaus Bernhardt

Quellennachweise

1 https://news.harvard.edu/gazette/story/2011/01/eight-weeks-to-a-better-brain/; https://www.nature.com/news/new-brain-cells-erase-old-memories-1.15186; https://www.ncbi.nlm.nih.gov/pmc/articles/PMC3268356/

2 https://www.depression-heute.de/blog/interview-professor-gonther-unglueck-auf-rezept-bestaetigt-die-psychiatrische-realitaet

3 https://www.aerztezeitung.de/medizin/krankheiten/neuro-psychiatrische_krankheiten/depressionen/article/645919/strategien-wenn-psychopharmaka-liebesleben-beeintraechtigen.html

4 https://www.presseportal.de/pm/119123/3912240

5 https://www.nature.com/articles/mp201098

6 https://www.nature.com/articles/mp201310

7 http://science.sciencemag.org/content/328/5983/1288

8 L. Z. Agudelo et al. (2014): Skeletal Muscle PGC-1α1 Modulates Kynurenine Metabolism and Mediates Resilience to Stress-Induced Depression. Cell 159 (1): 33–45. doi: 10.1016/j.cell.2014.07.051.

9 E. Y. Bryleva, L. Brundin: Kynurenine pathway metabolites and suicidality. Neuropharmacology; Epub 26. 1. 2016; L. Brundin et al.: An enzyme in the kynurenine pathway that governs vulnerability to suicidal behavior by regulating excitotoxicity and neuroinflammation. Transl Psychiatry 2016; 6(8): e865

10 https://jamanetwork.com/journals/jama/article-abstract/2684607; https://www.eurekalert.org/pub_releases/2018-06/uoia-oou061118.php

11 https://de.statista.com/statistik/daten/studie/787888/umfrage/verordnungsstaerkste-arzneimittel-in-deutschland/

12 HYPERTENSION 2016; 68. HYPERTENSIONAHA.116.08188; https://www.ncbi.nlm.nih.gov/pmc/articles/PMC5058642/

13 https://www.telegraph.co.uk/science/2016/03/14/antidepressants-can-raise-the-risk-of-suicide-biggest-ever-revie/

14 https://www.nytimes.com/2012/07/03/business/glaxosmithkline-agrees-to-pay-3-billion-in-fraud-settlement.html

15 https://jamanetwork.com/journals/jama/fullarticle/2474424

16 https://www.aerzteblatt.de/nachrichten/sw/Hormonersatztherapie?nid=83455

17 http://www.spiegel.de/gesundheit/diagnose/bayer-hormonspiralen-mirena-jaydess-kyleena-psychisch-krank-durch-verhuetung-a-1150451.html; https://www.aerzteblatt.de/nachrichten/76200/EMA-prueft-levonorgestrelhaltige-Hormonspiralen-auf-psychiatrische-Nebenwirkungen
18 https://ajp.psychiatryonline.org/doi/10.1176/appi.ajp.2017.17060616
19 https://jamanetwork.com/journals/jama/fullarticle/1788456
20 https://bpspubs.onlinelibrary.wiley.com/doi/full/10.1002/prp2.341
21 https://www.aerzteblatt.de/nachrichten/96409/Fluorchinolone-FDA-warnt-vor-mentalen-Stoerungen-und-hypoglykaemischem-Koma; https://www.deutsche-apotheker-zeitung.de/news/artikel/2017/02/10/fluorchinolone-auf-dem-pruefstand
22 https://www.ncbi.nlm.nih.gov/pmc/articles/PMC181154/
23 https://www.ncbi.nlm.nih.gov/pmc/articles/PMC3181967/
24 https://www.cell.com/neuron/pdfExtended/S0896-6273%2814%2901141-6
25 https://www.deutsche-apotheker-zeitung.de/news/artikel/2017/06/14/allergie-cholesterin-und-gluten-was-sagen-apothekentests-aus
26 https://www.ncbi.nlm.nih.gov/pubmed/24689456
27 https://www.gastrojournal.org/article/S0016-5085(17)36302-3/pdf
28 https://www.nature.com/articles/s41598-017-05649-7
29 https://physoc.onlinelibrary.wiley.com/doi/full/10.1113/jphysiol.2012.230078
30 https://www.ncbi.nlm.nih.gov/pubmed/8847022?dopt=Abstract
31 https://de.wikipedia.org/wiki/Laktoseintoleranz#cite_note-2
32 M. Ledochowski: Laktoseintoleranz und Milchunverträglichkeiten, 2. Auflage, Akadmed-Verlag, 2011, S. 47
33 https://www.kenn-dein-limit.info/alkohol-in-zahlen.html
34 Manfred V. Singer und Stephan Teyssen: »Alkohol – Das unterschätzte Gift«, in: Spektrum der Wissenschaft 4/2001, S. 58
35 https://www.mri.bund.de/fileadmin/MRI/Institute/EV/NVSII_Abschlussbericht_Teil_2.pdf
36 Chrisoph Reiners; Karl Wegscheider; Harald Schicha; Peter Theissen; Renate Vaupel; Renate Wrbitzky; Petra-Maria Schumm-Draeger (2004): »Prevalence of thyroid disorders in the working population of Germany: ultrasonography screening in 96,278 unselected employees«. In: Thyroid: official journal of the American Thyroid Association 14 (11), S. 926–932. DOI: 10.1089/thy.2004.14.926.
37 Archives of General Psychiatry (Bd. 60, S. 618)

38 Nina G. Jablonski und George Chaplin: »The evolution of human skin coloration«. In: Journal of Human Evolution. Band 39, 2000, S. 57–106; Nina G. Jablonski und George Chaplin: »Skin cancer was not a potent selective force in the evolution of protective pigmentation in early hominins«. In: Proceedings of the Royal Society B. Band 281, Nr. 1789, 2014
39 https://de.wikipedia.org/wiki/Folsäure
40 https://www.wissenschaft.de/umwelt-natur/zink-macht-jugendliche-geistig-fit/
41 https://www.ncbi.nlm.nih.gov/pubmed/12710973
42 https://www.tandfonline.com/doi/full/10.1080/19390211.2017.1334736
43 https://www.aerzteblatt.de/archiv/61696/Ursachen-und-fruehzeitige-Diagnostik-von-Vitamin-B12-Mangel
44 A. Rosanoff, C. M. Weaver, R. K. Rude: »Suboptimal magnesium status in the United States: are the health consequences underestimated?« In: Nutr Rev. 2012 Mar; 70(3): 153–64
45 https://www.ncbi.nlm.nih.gov/pubmed/10817533?dopt=AbstractPlus
46 https://www.ncbi.nlm.nih.gov/pmc/articles/PMC5436791/
47 https://www.bmj.com/content/350/bmj.h1771
48 H. Sternbach: »The serotonin syndrome«. In: Am J Psychiatry. 148, Nr. 6, Juni 1991, S. 705–713
49 Dipl. Psych. Thorsten Padberg, M. A.: Psychotherapeutenjournal 4/2018, S. 329 »Placebos, Drogen, Medikamente – der schwierige Umgang mit Antidepressiva«
50 https://www.nature.com/articles/nm.3214
51 https://www.sciencedirect.com/science/article/pii/S0747563216307543?-via%3Dihub
52 http://www.br-online.de/jugend/izi/deutsch/Grunddaten_Kinder_u_Medien.pdf
53 https://www.adultdevelopmentstudy.org/datacollection
54 https://www.sciencedirect.com/science/article/abs/pii/S0277953616303689
55 https://www.dak.de/dak/bundes-themen/muedes-deutschland-schlafstoerungen-steigen-deutlich-an-1885310.html
56 https://www.ncbi.nlm.nih.gov/pmc/articles/PMC3903111/
57 https://www.ncbi.nlm.nih.gov/pubmed/24151000
58 https://onlinelibrary.wiley.com/doi/abs/10.1080/00050060310001707147
59 https://www.ncbi.nlm.nih.gov/pubmed/15465985
60 http://thework.com/sites/thework/deutsch/

61 Stefan Merath: Der Weg zum erfolgreichen Unternehmer, GABAL Verlag, 2008
62 Timothy Ferriss: Die 4-Stunden Woche, Ullstein, 2011
63 https://ec.europa.eu/eurostat/de/web/products-eurostat-news/-/DDN-20170828-1?inheritRedirect=true&redirect=%2Feurostat%2Fde
64 https://www.handelsblatt.com/politik/deutschland/gesundheitssystem-krankenkassen-sammeln-geldpolster-von-28-milliarden/20993162.html?ticket=ST-3437262-DYNQXIeSu3cHrePA9jHD-ap2
65 https://www.researchgate.net/publication/256712913_Envy_on_Facebook-_A_Hidden_Threat_to_Users'_Life_Satisfaction
66 Shelle Rose Charvet: Wort sei Dank, Junfermannsche Verlagsbuchhandlung, Paderborn 1998
67 Bodo Kuklinski, Anja Schemionek: Schwachstelle Genick, Aurum Verlag, 2010
68 A. J. Askelund, S. Schweizer, I. M. Goodyer & A. L. van Harmelen: »Positive memory specificity reduces adolescent vulnerability to depression« (2019). In: Nature Human Behaviour